T0222979

Wie das Leben zum Urlaub wird

Matthias Ennenbach

Wie das Leben zum Urlaub wird

Bewusst und glücklich trotz Krisen und Wandel

Mit 25 Abbildungen

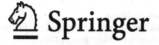

Matthias Ennenbach
Berlin, Deutschland

ISBN 978-3-662-54270-5   ISBN 978-3-662-54271-2   (eBook)
DOI 10.1007/978-3-662-54271-2

Die Deutsche Nationalbibliothek verzeichnet diese Publikation in der Deutschen Nationalbibliografie; detaillierte bibliografische Daten sind im Internet über http:// dnb.d-nb.de abrufbar.

Umschlaggestaltung: deblik Berlin
Fotonachweis Umschlag: © johnny-ka/Fotolia, ID-Nr. 63209122

Gedruckt auf säurefreiem und chlorfrei gebleichtem Papier

Springer ist Teil von Springer Nature
Die eingetragene Gesellschaft ist Springer-Verlag GmbH Deutschland
Die Anschrift der Gesellschaft ist: Heidelberger Platz 3, 14197 Berlin, Germany

Vorwort

Ich möchte Ihnen hier einen gut erprobten und hoffentlich inspirierenden Reiseführer für einen richtig großen Urlaub anbieten. Jetzt überlegen Sie vielleicht, wie Ihr „richtig großer Urlaub" aussehen könnte. Sie stellen sich womöglich irgendein fernes Ziel vor, zu dem Sie immer schon mal reisen wollten, oder denken an eine lange Auszeit. Keine Verpflichtungen, weit weg von allem, was nervt und stresst.

Aber mit diesem „richtig großen Urlaub", von dem ich hier spreche, ist Ihr Leben als Ganzes gemeint. Also keine Aus-Zeit, sondern eine In-Zeit.

Wir sprechen hier nicht über ein äußeres, sondern über ein inneres Phänomen, das ich *Urlaubsbewusstsein* nennen möchte. Dieses Empfinden kennt bestimmt jeder, denn wir alle haben uns schon öfter mal wie in einem guten Urlaub gefühlt. Dieser Bewusstseinszustand ist wach, leicht, aufmerksam und gelassen, aber leider bei den meisten Menschen sehr instabil und zudem in der Regel vollkommen von *äußeren* Bedingungen abhängig.

Dass das nicht so sein muss, ist eine der Botschaften dieses Buches. Wir werden uns diesem Thema langsam annähern, damit Sie alles nachvollziehen und die vorgestellten Übungen möglichst sicher umsetzen können.

Die ersten Schritte dienen natürlich erst einmal dem Überblick. Menschen, die in einer Urlaubsregion wohnen, haben recht oft keinen Blick mehr für die Sehenswürdigkeiten in ihrer direkten Nachbarschaft und wundern sich, was die Angereisten da so alles fotografieren. Auch wir benötigen manchmal einen Blick von außen, damit wir mit etwas mehr Abstand die Dinge in uns und um uns herum wieder neu betrachten lernen. Wir empfinden so vieles um uns herum als selbstverständlich, dass wir die Relationen oft vergessen.

Ich möchte Sie dazu einladen, das eigene Sein und Tun als eine Art „Urlaub" zu erkennen. Ähnlich wie beim tatsächlichen Jahresurlaub haben wir auch in unserem Leben nur eine begrenzte Zeit zur Verfügung. Diese Zeit gilt es zu leben, und zwar möglichst bewusst. Natürlich ist das bewusste Leben kein Selbstzweck. Damit verbunden sind viele weitere Qualitäten. Nur wenn wir bewusst sind, können wir z. B. wirklich genießen.

Leider stecken wir zu oft fest in unseren Kategorien, wie z. B. „Arbeit" und „Freizeit" oder „Beruf", „Privates" und „Familie". Viele raten uns sogar explizit, diese Bereiche möglichst klar voneinander zu trennen. Es scheint wichtig, dass wir Berufliches und Privates trennen. Wenn ein Polizist auch zu Hause seinen Beruf auszuüben versucht, wird es Probleme geben. Aber wenn wir die Arbeitszeit als Lebenszeit streichen und auch alle weiteren Verpflichtungen von dieser Lebenszeit abziehen, dann bleibt am Ende nur noch sehr wenig Lebenszeit übrig. Eine so simple Lösung ist also nicht alltagstauglich. Wir benötigen eine etwas differenziertere Sicht auf unsere Lebensbereiche.

Äußerlich bemühen wir uns vielleicht darum, solche Muster abzulegen, aber in uns scheinen etliche Glaubenssätze zu überdauern, z. B. „Erst die Arbeit, dann das Vergnügen". Wir finden darin eine Trennung: Erst das eine, dann das andere. Aber selbst wenn wir uns bewusster an das Thema heranwagen, stoßen wir immer noch auf Doktrinen, auch wenn sie modern klingen. Nehmen wir z. B. die „Work-Life-Balance": Das klingt, als wäre die Arbeit (Work) vom Leben (Life) zu trennen und auf zwei Waagschalen aufteilbar. So empfinden auch viele von uns ihre Verpflichtungen als notwendiges Übel, das es so schnell wie möglich hinter sich zu bringen gilt. Am besten Augen zu und durch.

Nicht wenige *bemühen* sich sehr, sich einen *bequemen* Lebensstil zu schaffen, und bemerken dabei gar nicht, dass sie zur selben Zeit in zwei Richtungen zu gehen versuchen. Viele rackern, um über die Runden zu kommen. Andere sorgen sich, weil sie keinen Job finden. Das Gute scheint immer in der Zukunft zu liegen. *Wenn ich nur erst wieder einen Job habe … Wenn ich demnächst vielleicht einen anderen Job machen kann … Wenn nur endlich Wochenende ist … Wenn ich bald dieses oder jenes erreicht habe …* „Nicht jetzt, sondern später" lautet unsere Lebensdevise.

Wenn wir von außen auf unsere Kultur blicken, dann finden wir so viel materiellen Reichtum. Kaum jemand auf der Welt kann einen solchen Lebensstandard genießen.

Aber wahrscheinlich haben Sie auch schon die Erfahrung gemacht, dass das nicht ausreicht, um glücklich zu sein.

Es gibt tatsächlich eine ernsthafte Glücksforschung. Und die veröffentlicht regelmäßig Ranglisten der etwa 130 teilnehmenden Nationen. Dort können wir nachlesen, wo die glücklichen und wo die weniger glücklichen Menschen leben. Sie ahnen wahrscheinlich schon, wie weit hinten unser Platz und auch die Plätze vieler anderer materiell reicher Staaten zu finden sind. Wenn Gold nicht glücklich macht, wieso laufen wir dem Material immer noch hinterher? Ist es nicht ratsam, nach dem zu suchen, was uns fehlt, um wirklich glücklich zu werden? Im Detail wird wohl jeder von uns etwas anderes benötigen, um sein Glück zu finden, aber ich möchte Ihnen hier eine Wegbeschreibung anbieten, die Sie in eine sehr gute Ausgangsposition zu bringen vermag.

Vielleicht stimmen Sie mir zu, wenn ich Sie daran erinnere, dass die Qualität unseres Bewusstseins darüber entscheidet, wie wir uns fühlen, wie wir die Welt wahrnehmen und wie wir auf sie reagieren. Deshalb ist es mein Anliegen, Ihnen einen Bewusstseinszustand zugänglich zu machen, den ich, wie schon erwähnt, *Urlaubsbewusstsein* nenne. Ich werde Ihnen einen Weg aufzeigen, der Sie womöglich zu ungewohnten Perspektiven führt. Das in Ihnen schlummernde Urlaubsfeeling möchte aktiviert und kultiviert werden. Dabei geht es jedoch nicht um eine lähmende „Liegestuhlentspannung", sondern vielmehr um jenes wache Leichtigkeitsgefühl, das ein guter Urlaub in uns aktivieren kann.

Zuvor sollten wir uns der Tatsache bewusst werden, dass ein äußerer Reiz, wie z. B. ein Urlaubsantritt, etwas *in uns* aktiviert. Es ist unser eigenes Empfinden. Unsere eigene

Ressource. Leider ist sie ohne spezielles Geistestraining nicht sehr stabil. Auch im Urlaub lässt der Ärger meist nicht lange auf sich warten. Aber vielleicht kennen Sie ja auch Alternativen. Wenn im Urlaub etwas Negatives passiert, bei dem Sie zu Hause vor Zorn rot angelaufen wären, sagen Sie sich jetzt vielleicht: „Ach, was soll's, ich habe ja Urlaub."

Immer wieder taucht diese wunderbare Fähigkeit auf, nur um schnell wieder eingefaltet zu werden. Spätestens wenn wir wieder zu Hause sind und uns für den Alltag startklar machen, legen wir die so heilsame Leichtigkeit wieder in den Urlaubskoffer und verstauen ihn irgendwo.

Ich möchte Sie einladen, mit mir zusammen etwas genauer hinzuschauen, um herauszufinden, wie wir dieses Urlaubsempfinden bewusster Klarheit und Leichtigkeit stabiler werden lassen können, wie es zum Wachsen gebracht werden und wie sich dann das gesamte Empfinden wandeln kann.

Meine Herangehensweise ist von meiner Lebenserfahrung, von meinem Wissen und meiner Berufserfahrung als Psychotherapeut sowie von östlichen Weisheitslehren inspiriert. Da Letztere universeller Natur sind, ist deren Einflechtung zwar spürbar, aber nicht sofort sichtbar.

Auch das Lesen dieses Buches ist nicht zwangsläufig „Arbeit" oder „Freizeit", es ist aber sicherlich Teil Ihrer Lebenszeit. Deshalb wünsche ich Ihnen eine inspirierende Lektüre.

Berlin   Matthias Ennenbach
im Frühjahr 2017

Inhaltsverzeichnis

Über den Autor

Dr. Matthias Ennenbach (geb. 1963) ist Diplom-Psychologe und approbierter Psychologischer Psychotherapeut und arbeitet seit rund 26 Jahren in klinischen Kontexten, in eigener Praxis sowie als Universitätsgastreferent, Seminarleiter und Ausbilder für Therapeutinnen und Therapeuten (BPT®). Zudem ist er als Ausbilder für Achtsamkeitstrainer (ASST®) tätig und Autor zahlreicher Bücher zum Thema „Buddhistische Psychotherapie". Weitere Informationen (z. B. zu Seminar- und Vortragsterminen und Ausbildungen) sowie die bislang veröffentlichten Titel des Autors finden Sie unter: www.info-bpt.de.

1

Urlaubsvorbereitungen

Bevor wir starten, sollten Sie sich ernsthaft fragen, ob Sie eine andere Sicht auf Ihr Leben wirklich erfahren möchten. Damit verbunden ist natürlich auch Ihre Vision vom ganz großen Urlaub. Können Sie sich vorstellen, dass Ihr Blick auf Ihr Leben mehr Urlaubsfeeling aufnehmen kann? Können Sie sich vorstellen, dass es zu dauerhaften positiven Veränderungen kommen kann? Das würde bedeuten, dass Sie es für möglich halten, dass sich Menschen generell ändern können.

Sie zweifeln? Das ist okay. Schließlich haben sich bei Erwachsenen sehr viele Gewohnheitsmuster tief eingegraben. Sie müssen am Anfang auch gar nichts ändern. Die ersten Schritte sind immer reine Beobachtungsgänge. Wir sondieren also zunächst die Lage.

© Springer-Verlag GmbH Deutschland 2017
M. Ennenbach, *Wie das Leben zum Urlaub wird*,
DOI 10.1007/978-3-662-54271-2_1

Ist Urlaub möglich?

Innerhalb eines Hamsterlaufrades entsteht oft die Vorstellung des Vorankommens. Erst wenn wir uns die Geschichte von außen anschauen, bemerken wir den Unsinn unserer Anstrengungen. Mit dem kleinen Schritt heraus aus dem Laufrad ist natürlich nicht ein Aussteigen aus äußeren Verbindlichkeiten und Verantwortlichkeiten gemeint. Wir beginnen mit einer *inneren* Distanzierung. Sie erlauben sich selbst einen geistigen Urlaubsmoment.

Bitte nehmen Sie kritische Anmerkungen nicht zu persönlich. Ich schreibe oft sehr bewusst „wir". Wir sind zwar als Menschen sehr individuell, dennoch funktionieren wir alle sehr ähnlich. Insbesondere unsere ausgesprochene Neigung, Automatismen für fast alle Lebensbereiche zu entwickeln, ist ein beachtenswertes Phänomen, das uns direkt daran hindert, unser Leben als großen Urlaub, also bewusst und leicht zu erfahren. Stattdessen funktionieren wir nur. Kennen Sie das auch, das Gefühl, nur noch zu funktionieren? Pflichten, Sachzwänge und Sorgen treiben uns jeden Tag aufs Neue ins Hamsterrad.

Und hier stelle ich die Frage, ob Sie sich vorstellen können, dass es auch anders geht. Es ist völlig okay, wenn Sie noch skeptisch sind. Es gibt in diesem Reiseführer keine Glaubenssätze, keine bloßen Behauptungen. Lassen Sie die ersten Informationen auf sich wirken, prüfen Sie deren Wirkung, bevor Sie konkrete Übungsanregungen erhalten. Sie sind dazu eingeladen, alles selbst zu prüfen.

Barfußgehen auf dem Lebensweg

Der Weg aus dem Hamsterrad ist ein wenig so wie das Aufwachen des Neo. Vielleicht kennen Sie die Science-Fiction-Serie *Matrix,* in der der Held Neo zuerst aus einem Traum aufwachen muss, den er für vollkommen real hielt. Wir können diesen Vorgang, zugegeben etwas verkleinert, durchführen, indem wir unsere tagtäglichen Routinen mit mehr Bewusstheit durchdringen. Das kann dazu führen, dass ungewohnte Ideen entstehen.

Im Zustand des Abspulens unserer vielen Automatismen entwickelt sich eine ganz eigene Selbst- und Weltwahrnehmung. Die Zeit scheint zu verfliegen, die Tage und selbst die Jahre rauschen nur so dahin. Wir bekommen aufgrund unserer festen Gewohnheitsmuster und Automatismen vieles gar nicht mit, fühlen uns belastet und manchmal auch bedroht. Das ist für viele von uns ein alltägliches Empfinden. Und wenn dann noch Konflikte entstehen, trübt sich unser Geist noch mehr ein. Auf diese Weise trübt sich unser Wachbewusstsein, und wir verfahren noch stärker unbewusst in unseren Automatismen. Das Erwachen daraus ist deshalb eines unserer Hauptanliegen. Für diesen wichtigen Schritt finden Sie hier viele Anregungen.

An dieser Stelle möchte ich Ihnen schon einen Tipp geben: Mit einem Leben im Autopilotmodus entfremden wir uns von uns selbst und auch von unserer Umwelt. Alles liegt wie hinter einem Schleier. Auch wenn wir diesen meist nicht direkt sehen, so spüren doch viele von uns eine „Empfindungsverschleierung", z. B. in Form von Gefühlen der Dauerbelastung, Dünnhäutigkeit und Reizbarkeit oder auch Stimmungsschwankungen und körperlichen Reaktionen. Solche Phänomene treten umso stärker auf, je mehr wir den Kontakt zu uns selbst verlieren. Da eine Ursache in der Entfremdung liegt, wird das Bewusstwerden oder Erwachen aus Gewohnheitsmustern mittels Kontaktherstellung begünstigt. Und für Kontakt sind unsere Sinne zuständig. Aktivieren Sie Ihre Sinne, und nehmen Sie sich und Ihre Welt wieder bewusster wahr. Ein schönes Beispiel dafür finden wir im Urlaub: Hier setzen wir unseren Körper viel mehr der Natur aus. Nur noch spärlich bekleidet, ist unsere Haut in Kontakt mit den Elementen, und wir *fühlen* uns ganz anders.

Den Boden spüren

Sicher sind Schuhe eine fantastische Erfindung, aber sie verhindern unseren Kontakt zum Boden. Barfußgehen ist für viele Menschen ein Symbol für Urlaub. Endlich die einengenden Schuhe loswerden! Wahrscheinlich sind deformierte Zehen und Füße stark mit Deformationskräften verbunden, die auf unseren Geist wirken. Wir werden später noch auf den Zusammenhang zwischen Körper und Geist schauen. Zunächst gilt es jedoch, wieder den Boden unter unseren Füßen zu spüren (Abb. 1.1).

Ein Urlaubsmotto lautet also: Schuhe ausziehen. Gewohnheitsmuster zu Hause lassen. Spüren Sie den Boden, auf dem Sie gehen. Und immer wieder zur Erinnerung: Es geht hier nicht um Bequemlichkeit, es geht um die Bewusstwerdung dessen, was *jetzt* da ist. Doch anstatt mal die Schuhe auszuziehen, sind wir lieber im Auto mobil. Hier wäre das Urlaubsbewusstsein sehr hilfreich.

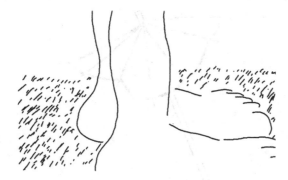

Abb. 1.1   Gras

Immer wenn wir neue Dinge in uns kultivieren möchten, bemerken wir innere Blockaden. Die entstehen selbst dann, wenn wir uns schöne, angenehme und wichtige Dinge aneignen möchten. Alte Gewohnheitsmuster stehen dann in direkter Konkurrenz zu neuen Mustern, die noch keine feste Struktur in uns besitzen.

Deshalb sollten wir jede Hilfe nutzen, die sich uns bietet. Um nun das eigene Urlaubsbewusstsein regelmäßig in uns zu aktivieren, benötigen wir eine Erinnerungshilfe. Für mich und meine Klienten sind z. B. kleine Eisschirmchen ein nettes und passendes Symbol.

Eisschirmchen für die Erinnerung

Sie kennen bestimmt auch diese kleinen, fragilen Schirmchen, die früher oft Cocktails schmückten und heute eher auf Eisbechern zu sehen sind (Abb. 1.2). Es wäre schön, wenn Sie diese Eisschirmchen nicht mit Alkohol, sondern tatsächlich mit Urlaubsfeeling assoziieren könnten.

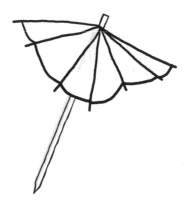

Abb. 1.2 Schirmchen ·

Diese Schirmchen sind so zerbrechlich, wie in der Anfangsphase unseres Übens unser Urlaubsbewusstsein instabil ist. Fast jeder starke Reiz kann es anfangs noch zunichte machen. Zudem steht das Schirmchen als Symbol für Beschirmung, also Schutz. Wir sollten uns öfter beschirmen, um uns gegen den Ansturm äußerer Reize zu wappnen. So können wir quasi im Schatten des Schirms beschützt die Welt mit mehr Ruhe und Klarheit betrachten.

Vielleicht nutzen Sie also, wie viele meiner Klienten, kleine Eisschirmchen als bunte Erinnerungshilfen. Sie kosten nur ein paar Cent und können überall platziert werden. Stecken Sie sich so ein Schirmchen an Ihren Arbeitsplatz, an den Computer, zu Hause auf den Küchentisch, an den Kühlschrank, in Ihre Handtasche, in Ihr Haar, in ein Knopfloch … Überall in Ihrem Alltag kann diese schöne Erinnerungshilfe gute Dienste leisten. Ihr Blick fällt darauf, und Sie können sich kurz aufrichten, bewusst atmen, vielleicht die Muskeln und eventuelle Anspannungen lockern und darüber lächeln, dass Sie wieder im Augenblick angekommen sind, dass Sie wirklich etwas Gutes für sich tun, dass Sie auf einem für Sie selbst wichtigen Weg sind. So kultivieren Sie einen inneren Zustand, der Ihr Leben verändern wird.

Jede Wiederholung stärkt diese innere Ressource. Und wir können sie in unserem Alltag in wirklich jeder Situation nutzen; so z. B. beim Autofahren. Hier funktionieren wir sehr oft wie auf Autopilot. Unser Körper spult das Autofahren ab, und wir sind mit den Gedanken „woanders". Sobald etwas für unser Bewertungsschema Unerwartetes und Unangenehmes passiert, wechseln wir das Gewohnheitsmuster. Vom unbewussten Musikhören oder Aus-dem-Fenster-Schauen wechseln wir in den Frustmodus. Die Unbewusstheit bleibt gleich.

Wenn wir unsere Gewohnheitsmuster abspulen, dann können wir zwar funktionieren, aber tatsächlich verlieren wir den Kontakt zu uns selbst.

Warum verlieren wir den Kontakt?

Der Hauptverantwortliche ist unser Verstand. Das scheint erst einmal merkwürdig, insbesondere, weil unser Verstand doch eigentlich eine Instanz sein sollte, die uns in der Welt behilflich und dienlich ist. Aber der menschliche Verstand hat sehr viel zu bewältigen, unendlich viele Reize, die wir ihm zumuten. Tatsächlich treten sehr viel mehr Reize in unserer Sensorium, als wir verarbeiten bzw. bewusst wahrnehmen können. So sucht der Verstand immer nach Erleichterungen. Und hier geschieht nun im Prozess des Erfahrens und Lernens etwas sehr Beachtenswertes: Sobald unser Verstand wahrnimmt, dass wir etwas regelmäßig wiederholen, wird daraus ein Automatismus gebaut. Selbst so komplexe Dinge wie das Autofahren geschehen, wenn sie gut gelernt wurden, nur noch unbewusst und automatisiert. Dieses Funktionieren funktioniert. Wir haben Erfolg damit. Wir fühlen uns sicher damit. Und so werden wir nach und nach zu Wesen, die im Autopilotmodus durch Leben gleiten. Ein Automatismus folgt dem nächsten – und wir wundern uns nur immer mal wieder, wie schnell die Zeit verfliegt.

Unser ganz normales Funktionieren stellt also eine bedeutsame Ursache für die Eintrübung unseres Urlaubsbewusstseins dar. Und dieser Zustand verschlechtert sich nochmals, wenn wirkliche Probleme auftauchen.

Angst, Bedrohung und Rückzug

Wenn wir schmerzhafte Erfahrungen machen, dann reagieren wir oft mit einem unreflektierten, weil schnellen und reflexhaften Rückzug. Für die eigenen Rückzugsimpulse, das innere Sichabschotten und die Lethargie kann es natürlich mehrere Gründe geben. Hier spielen neben der Bequemlichkeit Frustrationen, Ängste und Bedrohungsempfindungen ebenso eine Rolle wie immer fester werdende Gewohnheitsmuster und Automatismen, wie ich sie eben geschildert habe.

Leider verirren sich viele von uns in ihrem Rückzug. Das Leben ist so bedrohlich und anstrengend geworden, dass wir zu einer allabendlichen Schockstarre neigen. Wir lauschen erst andächtig und dann immer aufgewühlter den Abendnachrichten und lassen uns von der geballten Ladung freundlich-professioneller Negativität mit Furchtbarkeiten überfüttern. Wir sollen immer „auf dem Laufenden", also immer „auf Trab" bleiben. Immer in Bewegung, immer noch mehr des Gleichen. Wer immer auf dem Laufenden ist, der lebt sein Leben als Marathonläufer. Schaffen Sie das?

Wenn auf der einen Seite der Zwang oder zumindest das Bemühen besteht, immer auf Trab zu sein, dann muss es zwangsläufig zum Ausgleich immer wieder zu ebenso extremen Gegenbewegungen kommen.

Die verschiedenen inneren und auch äußeren Rückzugsimpulse, die daraus oft entstehen, sind zwar menschlich nachvollziehbar, aber ebenso bedenklich. Schließlich neigen wir zu Pendelbewegungen, die nach einem ausgeprägten Stresserleben nun einen ausgeprägten Rückzug initiieren, so wie ein schmerzhafter Morgenkater den Wunsch entstehen lässt, nie wieder Alkohol zu trinken. Wir streben nach maximaler Lust und landen nur zu oft in maximalem Schmerz. Die „goldene Mitte" wurde in unserer Kultur als *mittelmäßig* abqualifiziert.

So rückt das ausgewogene, „mittelmäßige" innere Urlaubsempfinden in unerreichbare Ferne. Denn dieses Phänomen findet *nicht* an den Extrempunkten statt. Aber das soll nicht darüber hinwegtäuschen, dass die Kultivierung des Urlaubsbewusstseins durchaus recht anspruchsvoll ist.

Ich möchte Sie hier zu Anfang noch ein paarmal daran erinnern, dass wir es beim Urlaubsbewusstsein mit einem ausgewogenen, wachen und leichten Zustand zu tun haben. Das ist nicht mit einer Urlaubslethargie zu verwechseln.

Aber vielleicht fragen Sie sich auch, wie wir uns um ein Urlaubsbewusstsein bemühen können, wenn um uns herum so viel Gewalt herrscht? Ist das nicht wieder ein Gegensatzpaar? Ist es möglich oder gar ratsam, etwas Positives zu kultivieren, wenn wir eher an Terror und Krieg denken?

Terror und Urlaub?

Es gibt wohl kaum größere Gegensätze: Terror zu erfahren und Urlaubsgefühle zu hegen. Wie soll das zusammenpassen? Ob wir wollen oder nicht, wir werden in jedem Fall reagieren müssen. Leider besteht die Tendenz, dass Radikales Radikalität erzeugt und Gewalt oft Gewalt hervorruft, oder allgemein: Druck erzeugt Gegendruck.

Selbst auf höchster politischer Ebene reagieren Menschen oft aufgrund eines Racheimpulses, ohne zu realisieren, dass damit nur weitere Reaktionsimpulse gesetzt werden. So können wir feststellen, dass gerade in Krisenzeiten eine Haltung gefragt ist, die durch Flexibilität, Klarheit, Leichtigkeit und Offenheit geprägt ist. Diese Notwendigkeit wäre auf politischer Ebene ebenso gegeben wie in unserem Alltag. Dieses Buch möchte Ihnen Anregungen vermitteln, wie Sie auch mit schwierigen Erfahrungen auf leichtere Weise umgehen können.

Dieser Weg ist leider nicht natürlich vorgegeben. Er entsteht nicht aus sich selbst heraus. Dafür ist unsere

Umwelt im wahrsten Sinen des Wortes zu „reizvoll" und unser inneres Funktionieren zu sehr von unbewussten Prozessen begleitet. Vielleicht sind Sie skeptisch und meinen, dass Sie durchaus rationale Entschlüsse treffen können. Dennoch geschehen unsere Entscheidungsprozesse meist zu schnell und zu reaktiv. Zudem ist es lohnenswert, das Ausmaß unserer Automatismen zu ergründen. Wenn Sie sich auf diesen Weg machen, dann werden Sie erkennen, dass fast jede Ihrer Gesten, Ihre Koordination, Ihre Wortwahl, selbst Ihre Gedanken „irgendwie" entstehen, aber eben nicht bewusst gesteuert werden. Vielleicht kennen Sie auch das Unbewusste in Ihren Fingern: Während ich das hier tippe, finden meine Finger die richtigen Buchstaben auf der Tastatur, obwohl ich tatsächlich keine Ahnung habe, wo z. B. der Buchstabe B zu finden ist. Dieses schnelle, unbewusste Reagieren und zahllose Automatismen ziehen sich durch den Tag und durch unser Leben.

Unsere Neigung zu unbewussten Reaktionsweisen und Gewohnheitsmustern kann allerdings variieren. Wenn wir uns bemühen und uns etwas Zeit nehmen, entstehen andere Prozesse, als wenn wir unter Druck sind. Und Druck gibt es leider zuhauf und in den unterschiedlichsten Varianten.

Anleitungen zur Aktivierung von inneren heilsamen Ressourcen waren vielleicht nie notwendiger als derzeit, wo uns von außen eine Gewaltspirale droht. Natürlich werden Sie mit den hier angeregten leichteren Umgangsweisen schmerzliche Geschehnisse nicht einfach zu ignorieren lernen. Sie werden sie nicht weglachen oder mit einem Urlaubscocktail herunterspülen. Das Urlaubsempfinden eröffnet vielmehr Freiräume, damit wir uns nicht länger nur automatisiert leidvoll fühlen. Es zeigt uns andere Wege aus unseren inneren Gewohnheitsmustern und Automatismen, die sich manchmal so anfühlen oder auswirken wie Gefängnisse, die wir uns selbst bauen.

Wahrscheinlich erleben wir nur zu oft von außen kommende Sachzwänge, Belastungen und Bedrohungen. Viele von uns sehen gewissermaßen nur noch im Außen das Problem. Lassen Sie uns deshalb zunächst einen kurzen Blick auf uns selbst, also nach innen, werfen.

Sicherheitszonen

Situationen, die wir als bedrohlich erleben, versuchen wir meist intuitiv zu meiden. Wenn die Bedrohung nicht abzuwenden ist, errichten wir Schutzmauern. Diese sind nicht immer sofort zu erkennen. Menschen bauen die unterschiedlichsten Arten von Mauern um sich herum. Manchmal vergrößern sie ihre körperlichen Grenzen und schaffen sich dadurch gewissermaßen eine Pufferzone und Abstand (Abb. 1.3).

Natürlich kann starkes Übergewicht die unterschiedlichsten Hintergründe haben, aber darin äußert sich immer auch eine Kontaktdynamik. Auch ein extremes Abmagern kann als Schutzzone interpretiert werden, weil die Körpersprache signalisiert: Berühr mich nicht, ich könnte zerbrechen.

Bei starkem Über- und Untergewicht ist der Kontakt zu uns selbst deformiert, sodass das Gespür für uns selbst, für unseren Körper und das, was uns gut tut, wo die eigenen Leistungsgrenzen sind, wie wir mit inneren Spannungen umgehen, wann wir satt sind etc. verloren gehen kann.

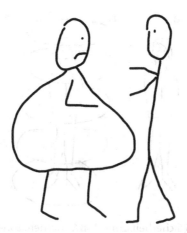

Abb. 1.3 Abstand

Es gibt aber auch menschliche Sicherheitszonen, die wir nicht so schnell erkennen können. Manche Abwehrzonen sind, wie Abb. 1.4 zeigt, unsichtbar. In Abb. 1.4a sehen Sie eine Person, zu der wir vielleicht Kontakt herstellen möchten. Vielleicht funktioniert der erste Schritt noch, aber spätestens bei einem weiteren Schritt näher hin zu der Person bemerken wir bei ihm oder ihr eine „Aura" der Kühle, der Unerreichbarkeit, vielleicht sogar der Ablehnung. Das möchte Abb. 1.4b andeuten.

Fatalerweise fühlen sich aber manche von uns von solch abweisenden, distanzierten Menschen irgendwie angezogen. Oberflächlich wirken sie womöglich etwas scheu und zurückhaltend – das könnte verlockend sein. Es gibt natürlich viele weitere Gründe, warum manche sich von distanzierten oder gar ablehnenden Menschen angezogen fühlen.

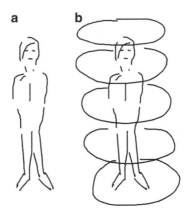

Abb. 1.4 a,b a Sicherheitszone 1, **b** Sicherheitszone 2

Der Verlauf des Kontakts ist jedoch nur zu oft recht
leidvoll. Der Wunsch nach Nähe erzeugt eine vernebelte
Sicht, die die ausgesendeten ablehnenden Signale entweder ignoriert oder unbewusst missdeutet. Zudem erzeugt
in einer Interaktion das „Rückwärtsgehen" der einen Person einen „Verfolgungsimpuls" in der anderen Person.
Aber früher oder später werden die Schutzzonen dieser
Menschen überdeutlich. Die Betreffenden werden immer
unerreichbarer und zeigen diverse Fluchtreaktionen.
Abb. 1.5 verdeutlicht, wie ein genaueres Hinsehen die
intensiven Schutzmaßnahmen offenbart.

Allerdings haben Schutzmauern eine eigene Dynamik.
Sie nähren sich gerne von der Lebensenergie der Person,
die sich schützen möchte. Es ist tatsächlich ermüdend,
sich permanent schützen zu müssen. Wenn wir sie nicht
achtsam im Blick behalten, verändern sich Schutzmauern
unmerklich, bis sie dann irgendwann zu Gefängnismauern

a   b

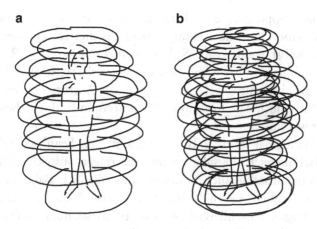

Abb. 1.5   a,b **a** Sicherheitszone 3, **b** Sicherheitszone 4

werden. Der Eingeschlossene findet keinen Ausweg mehr aus seiner Schutzzone. Die Schutzzone hat ihn vollkommen vereinnahmt.

Jetzt könnten wir diejenigen bemitleiden, die sich mit solchen in Abwehrreaktionen gefangenen Menschen abmühen. Aber natürlich können wir auch die abwehrenden Menschen bemitleiden. Zudem sollten wir dieses Phänomen auch einmal im Hinblick auf uns selbst prüfen, denn tatsächlich betrifft es uns alle. Wir alle sind Grenzen- und Mauerbauer.

Die Grenzen, die wir uns selbst setzen

Sie haben sicherlich schon einmal eine tolle Schauspielerin gesehen, die in schneller Abfolge in ganz verschiedene Rollen schlüpfte: mal eine strenge Geschäftsfrau, mal eine coole Hippiefrau, eine Frau, die sich betont sexy gibt, oder eine Frau, die scheinbar nicht bis drei zählen kann. Wir selbst werden mit Sicherheit nicht in so viele Rollen schlüpfen. Viele von uns erleben sich meist als relativ gleichförmig – gelegentlich mal ein Ausrutscher, eine kleine emotionale Eruption, aber ansonsten sind wir eben, wer wir sind.

Manchmal ist da z. B. ein Blick in den Schuhschrank aufschlussreich. Es gibt Frauen, die tragen ausschließlich Pumps, ausschließlich Sneakers, ausschließlich Ballerinas, ausschließlich Gesundheitssandalen etc. Manche Männer tragen ausschließlich schicke Businessschuhe, immer Boots oder nur Turnschuhe.

Wie flexibel sind Sie? Haben Sie „Ihren" Stil? Haben Sie sich festgelegt? Natürlich lassen sich diese Eingrenzungen weiterführen. Was glauben Sie von sich selbst? Welche Rollen „spielen" Sie? Welche würden Sie nicht spielen? Was ist es, das Sie nie tun würden? Was würden Sie gerne tun, trauen es sich aber nicht?

Ich höre in beraterischen und therapeutischen Kontexten recht häufig Sätze wie z. B. „Das passt nicht zu mir", „Das ist nicht meins", „So etwas mag ich nicht", „So bin ich eben nicht" oder „Das war bei mir schon immer so". Das ist das Bild, das wir von uns selbst aufgebaut haben. Dieses Bild hat heute Steuerungsfunktionen. Es leitet Sie durch Ihr Leben und manipuliert in einem erheblichen Ausmaß die Art und Weise, wie Sie leben. Das sollte also eigentlich nicht unbewusst „im Dunklen" funktionieren.

Selbstbild als Selbsteingrenzung

Unser Selbstbild baut sich schon recht früh auf. Es besteht aus der Summe unserer Ich-Erfahrungen. So gesehen beginnen wir bei annähernd null.

Ohne ein Gefühl für uns selbst fühlen wir uns als kleine Kinder sehr schutzlos, und wenn wir alleine sind, schmerzlich einsam und verlassen. Das Experimentieren mit der Welt erzeugt Erfahrungen, die auch unser Selbstbild prägen. Der Bauklotzturm fällt krachend um: ICH war das. ICH bewirke etwas. Wenn ICH schreie, kommt jemand. Wenn ICH lächle, lächelt jemand zurück. ICH bin da. ICH existiere.

Dieses Ich ist also auch eine Überlebenshilfe. Es ist ein innerer Halt. Und darauf aufbauend ist unsere gesamte Kindheit eine Experimentalphase, in der wir uns erproben. Ständig testen wir unsere Grenzen und suchen nach Reaktionen im Außen. Zudem sind diese Erfahrungen mit angenehmen oder unangenehmen Konsequenzen verbunden, mit Erfolgen und Niederlagen.

Unsere verschiedenen Ich-Zustände nehmen langsam eine Struktur an. Wir müssen uns immer wieder daran erinnern, dass es in uns nicht das eine „Ich-Areal" gibt. Unser Ich ist vielmehr in verschiedene Anteile gegliedert. Das macht es möglich, dass wir uns in jeder Situation adäquat verhalten (könnten). Wir schauen uns diese innere Struktur, die wir sehr verkürzt einfach „Ich" nennen, später noch etwas genauer an.

Von besonderer Bedeutung ist nun der Vorgang der Konsolidierung. Wir werden nämlich unsere eigentlich dynamisch-flexible innere Struktur eigenständig immer mehr festigen und damit eingrenzen bzw. Alternativen ausgrenzen. Wir legen uns immer mehr fest, indem wir nur noch die Dinge wiederholen, von denen wir glauben, dass sie zu uns passen.

So werden aus unseren angeborenen Veranlagungen mit der Zeit Verhaltensweisen und später Persönlichkeitseigenschaften. Etwas Dynamisch-Flexibles wird durch unser Verhalten zu einer inneren, scheinbar festen Struktur, einer Struktur, die wir „Ich" nennen. Problematisch wird es, wenn wir diese Struktur vollkommen unreflektiert als unseren inneren Zensor akzeptieren. Jedes „Das passt nicht zu mir" bedeutet eine Ausgrenzung von Möglichkeiten. Und jede Wiederholung des alten Musters festigt dieses.

Vielleicht ist das Leben anfangs so unübersichtlich, dass wir über jeden Trampelpfad glücklich sind, sodass wir zukünftig gar nicht mehr überlegen, sondern einfach immer nur noch diesen Weg nutzen. Mit jeder Nutzung wird der Weg etwas stabiler. Wir liebäugeln manchmal mit dem Abenteuer, das abseits dieser Wege warten könnte. Aber die eigenen gewohnten Wege verlassen?

Wie viel Halt ist nötig?

Es wurde schon beschrieben, wie sich die innere Struktur bildet und wie Halt gebend sich das auswirkt. Für viele Menschen sind solche inneren Bilder sehr hilfreich. Die Frage, die sich hier aber aufdrängt, ist die nach der Notwendigkeit. Benötigen Sie ein sehr enges inneres Korsett? Was könnte passieren, wenn Sie Ihre Ideen von sich selbst etwas lockern?

Sie könnten z. B. ein haltgebendes Selbstbild von sich als Frau oder als Mann haben. Es gibt Halt und Orientierung, wenn Sie ausreichend klar wissen, welche „Regeln" es für Frauen und Männer gibt. Meist haben wir für jede Tätigkeit ein inneres normatives Maß. Wie fühlen Sie sich, wenn Sie davon abweichen?

An diesen Stellen bekommen wir die Konsequenzen des „Korsetts" zu spüren. Wenn Sie sich als psychisch geschwächt empfinden, z. B. unter Selbstwertproblemen leiden, dann können Halt gebende Selbstbilder helfen. Stärken Sie sie für eine Weile. Suchen Sie sich bewusst realistische Ziele, die Sie erreichen können. Dadurch stärkt sich das Ich-Empfinden.

Wenn Sie sich aber als psychisch stabil einschätzen, wäre es an der Zeit, das eigene Selbstbild nicht länger einzugrenzen. Vielleicht können Sie erkennen, wie mühselig es ist, immer den inneren Impulsen folgen zu müssen: *Ich meine, ich denke, ich finde, ich glaube, ich will, ich will nicht, ich mag, ich mag nicht* etc. Selbst eine psychisch gesunde Ich-Struktur besitzt eine unglaublich anstrengende und auch eingrenzende Seite.

Wie viel Freiheit ist möglich?

Eine sehr faszinierende Frage! Wie viel Freiheit halten Sie aus? Womöglich meinen Sie, dass es gar nicht genug Freiheit geben kann. Aber da übersehen Sie wahrscheinlich, dass die angenehme Freiheit ein ausgewogenes Maß zwischen dem Korsett auf der einen Seite und dem Chaos auf der anderen Seite darstellt.

Wenn wir uns für unser Urlaubsbewusstsein engagieren, sollten wir das nicht mit maximaler Freiheit verwechseln, zumal wir unter Freiheit oft die Freiheit *von* etwas verstehen und weniger die Freiheit *zu* etwas. Wir möchten uns schließlich von unseren Problemen befreien, sie sollen verschwinden. Dass wir die Freiheit besitzen, uns für andere zu engagieren, das wir Freiheiten haben, Gutes zu tun, wird oft als etwas angesehen, das nicht sofort intuitiv mit Freiheit verbunden ist.

Eine Hilfe ist es meist, wenn wir erkennen, dass wir keinen großen Befreiungskampf kämpfen, keinen Befreiungsschlag ausführen müssen. Der Begriff Urlaubs*bewusstsein* verdeutlicht ja schon, dass es zuerst einmal darum geht, *bewusster* zu werden. Erforschen Sie Ihr Selbstbild vielleicht anfangs für die wesentlichsten Lebensbereiche: Was für ein Selbstbild haben Sie

- als Kind Ihrer Eltern?
- als Partner bzw. Partnerin?
- als Elternteil?
- als Berufstätige oder Berufstätiger?
- wenn Sie allein sind?

Erleben Sie harmonisch passende Ich-Anteile oder deutliche Gegensätze, gar Widersprüche? Das ist okay, denn es geht hier zu Anfang nur um eine betrachtende Bewusstmachung.

Eine sehr inspirierende Übung besteht darin, sich beim Wahrnehmen eines inneren Impulses zu fragen, von welchem der vielen Ich-Anteile dieser Impuls gesendet wird. Wenn Sie z. B. den Impuls spüren, noch etwas mit Ihrem

Partner zu klären, dann macht es einen sehr großen Unterschied, ob dieser Impuls von Ihrem inneren Berater oder von Ihrem inneren Rechthaber kommt.

Machen Sie sich also bewusst, welcher Ihrer Persönlichkeitsanteile aktiviert wurde. Gerade Partnerschaften bieten uns zahllose Übungsmöglichkeiten. Ein sehr inspirierender Leitsatz lautet: Partnerschaft soll dich nicht primär glücklich, sondern bewusst machen. Diese Bewusstwerdung ist ein sehr heilsamer Vorgang, der von uns immer wieder wiederholt werden will.

Ich möchte Sie gerne dazu einladen, ein kleines Selbstexperiment durchzuführen: Dafür ist es hilfreich, wenn Sie sich eine Erinnerungshilfe suchen, die Sie daran erinnert, immer mal wieder eine Außenperspektive einzunehmen. Machen Sie sich Ihr Selbstbild in der jeweiligen Situation bewusst, und dann holen Sie sich etwas von Ihrem Urlaubsbewusstsein hinzu. Sie könnten sich z. B. ein kleines, kreisrundes Stückchen Tesafilm auf Ihre Uhr oder Ihr Handy kleben, und immer wenn Sie darauf schauen, fällt Ihnen ein, dass Sie kurz prüfen könnten, in welcher Haltung Sie gerade agieren.

So werden Sie sich der eigenen Rolle besser bewusst, inklusive aller damit verbundenen Hilfen und Eingrenzungen. Dann stellen Sie Ihre Version von Ihrem Urlaubsbewusstsein daneben. Wenn Sie diese beiden Zustände zusammenbringen, spüren Sie selbst, wie sich das anfühlt.

Für den Erfolg einer solchen Übung ist in der Anfangsphase insbesondere das Ausmaß der *inneren Anspannung* relevant: Je höher die Anspannung, desto geringer die Chancen, als Anfänger in dieser Situation genügend Bewusstheit zu entwickeln. Hohe Anspannung erzeugt in uns so viel

Unruhe, dass unser Geist völlig eingetrübt wird und wir den Überblick verlieren. Deshalb ist der bewusste Umgang mit unserer inneren Anspannung ein so wichtiges Thema.

Wenn wir Angst empfinden, erleben wir in uns eine ganz andere Anspannung, als wenn wir uns freuen. Die Betonung liegt auf „erleben", denn die Anspannungsqualität ist meist relativ ähnlich: Unser vegetatives Nervensystem als eine Art innerer Motor lässt unser Herz schneller schlagen und spannt die Muskeln an. Diese Reaktionen sind bei Freude und Leid sehr ähnlich.

Echt spannend

Von zentraler Bedeutung ist die Kunst, mit entstehenden Spannungen umzugehen. Schließlich verändert jede Situation unser inneres Spannungslevel, ob wir wollen oder nicht. Unser vegetatives Nervensystem (VNS) wird auch *autonomes* Nervensystem genannt, eben weil es autonom, also eigenständig reagiert. Wir können uns noch so sehr sagen, dass die große Pythonschlange auf dem Küchentisch zahm ist, dennoch wird unser Puls deutlich ansteigen. Wir können uns sagen, dass die Menschenmenge keine Bedrohung darstellt, dennoch reagiert das VNS mit erhöhten Spannungen.

Wir erleben eine Situation, unser VNS produziert Symptome, und wir interpretieren diese dann als Angst, Wut, Trauer oder als Lust, Begierde, Freude oder Humor. Und das ist dann die Basis, auf der wir reagieren.

Innere Anspannung ist also stets der vermittelnde Faktor zwischen ursächlichen Situationen und unseren

Reaktionen. Die folgende Aufstellung zeigt die herausragende Bedeutung unseres vegetativen Motors. Sie sehen, dass er eine Mittel- und Vermittlerposition einnimmt:

- Ursache: äußerer oder innerer Reiz; daraus folgt:
- generelle vegetative Reaktion: innere, vegetative Spannungen; daraus folgt:
- Reaktion aufgrund individueller Interpretation

Äußere Reize, wie z. B. schlechtes Wetter, mobbende Kollegen, kranke Kinder, verführerische Schaufensterauslagen, attraktive Geschlechtspartner etc., bringen unweigerlich unseren vegetativen Motor in Schwung, seien sie nun positiv oder negativ. Natürlich bewirken das auch positive wie negative innere Reize, wie z. B. ärgerliche, begehrliche, ängstliche Gedanken und Erinnerungen, und auch körperliche Symptome, insbesondere Schmerzen. Immer reagieren wir mit Anspannung. Und diese wiederum ist ein wesentlicher Einflussfaktor für die nachfolgenden Bewertungsmuster und Reaktionen.

Wäre der innere Motor nicht so überlastet, würde er nicht so schnell so hochdrehen, und wir würden über deutlich mehr Energie verfügen, würden klarer und sicherer reagieren können. Eine spannende Frage wäre also, wie wir es schaffen können, weniger angespannt zu reagieren.

Die Bezeichnung „generelle vegetative Reaktion" verrät es schon: Es ist die Reaktionsweise unseres vegetativen Nervensystems, die wir beeinflussen müssen. Wie, werden wir uns noch genauer anschauen. Aber zunächst ist es wichtig, das Thema „Anspannung" noch etwas tiefer zu ergründen.

Der Begriff „Anspannung" klingt relativ unspezifisch. Tatsächlich äußert sich Anspannung bei jedem Menschen unterschiedlich. Viele erleben Druckempfindungen eher subtil, andere massiv in Form von Bluthochdruck, Nacken-, Schulter- und Rückenschmerzen oder Muskelverspannungen, Kopfschmerzen, Schlafstörungen, Verdauungsproblemen bis hin zu Magengeschwüren, Appetitlosigkeit oder stark erhöhtem Appetit. Solche vegetativen Störungen gehen sehr oft einher mit erhöhter Reizbarkeit, Negativität, Konzentrations- und Gedächtnisproblemen, Grübelzwängen oder Tagträumen, die um Stresssituationen kreisen. Das ist nur eine kleine Auswahl an „Kommunikationsmöglichkeiten", die unserem Organismus zur Verfügung stehen, um uns zu signalisieren, dass etwas „los" ist.

Und diese verschiedenen Spannungsempfindungen sind nun für uns die zentrale Herausforderung. Sie sind nicht zu unterdrücken, sie treten immer auf, und sie sind universell, das heißt, wir alle funktionieren auf diese Art und Weise. Es gibt keinen Menschen ohne vegetative Reaktionen. Aber das Ausmaß der vegetativen Reaktionen und die Sensibilität des inneren Motors sind individuell verschieden, und zwar deshalb, weil selbst das VNS trainierbar und veränderbar ist. Es ist lernfähig, es reagiert und verändert dadurch seine innere Struktur. Regelmäßiger Stress führt dazu, dass das Stresszentrum im VNS (der Sympathikus) seine Dichte erhöht. Das funktioniert über das Phänomen der Neuroplastizität. Nerven wachsen durch Stimulation. Und mit vergrößertem Stresszentrum erleben wir Stress deutlich intensiver, wir werden dünnhäutiger und regen uns viel schneller auf.

Zur Erinnerung: Je stärker diese Spannungen sind, desto geringer ist unsere Chance auf ein klares, leichtes und konzentriertes Urlaubsbewusstsein.

Wenn wir innerlich hohe Spannung wahrnehmen und dafür wenig Bewusstheit entwickeln, werden wir dazu neigen, diese Empfindungen mit realen Dingen in unserem Umfeld in Zusammenhang zu bringen. So spüren immer mehr Menschen eine Bedrohung, wenn sie an Bahnhöfe, Flughäfen, Flugreisen und Menschenansammlungen denken. Viele berichten davon, dass sie mit deutlich mehr Misstrauen durch die Welt gehen und ihre Mitmenschen häufiger als bedrohlich erleben. Das betrifft in besonderem Maße Mitmenschen, die wir allein aufgrund äußerer Merkmale einer vermeintlich gefährlichen Gruppierung zuordnen. Hier wird innere Anspannung bereits mit äußeren Merkmalen verknüpft, und viele Menschen sind durch die Berichterstattung der Medien ohnehin in einer höheren inneren Anspannung. All das führt dazu, dass sich viele von uns immer mehr einigeln.

Leidvolle Erfahrungen bewirken immer, dass sich der Fokus verengt: Je größer der Schmerz, desto stärker der Tunnelblick. Das ist ebenso menschlich, wie es problematisch ist. Dauerstress führt recht häufig in Situationen, in denen wir aufgrund dieses Tunnelblicks nur noch wenige Optionen zur Verfügung zu haben meinen.

Obwohl wir gerade in Krisen kreativ, flexibel und offen reagieren sollten, geschieht genau das Gegenteil: Wir verhalten uns sehr eingeschränkt. Zudem kommt etwas hinzu, das Psychologen „Regression" nennen. Das bedeutet, dass wir in leidvollen Situationen regredieren, also in alte Muster zurückfallen. Und diese Muster sind oft kindlicher Natur. Als Erwachsene regredieren wir in Krisen also oftmals in kindliche Muster. Wir schmollen, schreien, sind trotzig oder haben den Impuls, etwas kaputtzumachen. Wir würden nur zu gerne mit Bauklötzen um uns werfen.

Mit Spannungen umgehen lernen

Ich möchte Ihnen nun konkrete Anregungen für den bewussten Umgang mit inneren Spannungen und für die Kultivierung Ihres Urlaubsbewusstseins geben. Beides geht natürlich Hand in Hand, denn wenn wir mit einem Urlaubsbewusstsein an unsere Spannungen herangehen lernen, haben wir das Ziel erreicht.

Unser Bewusstsein kann spürbar absinken, sodass wir Müdigkeit erleben, oder es kann übererregt sein, sodass wir uns „kopflos" fühlen. Diese Schwankungen erleben viele von uns meist passiv und ergeben. Als einzige Gegenmaßnahmen und laienhafte Steuerungsversuche nutzen wir dann Koffein und andere Aufputschmittel oder Schlaf-, Schmerz- und Beruhigungsmittel. Eine bewusste Selbststeuerung ohne Zuhilfenahme von Chemie ist so wichtig, aber leider lernen wir so wichtige Dinge nicht in der Schule.

Das Urlaubsbewusstsein ist ein Phänomen, das sich bei günstigen Bedingungen auf mittlerem Energieniveau einstellen kann. Daraus ergibt sich die Notwendigkeit der Selbststeuerung: Wir sollten unser Bewusstsein so regeln können, dass es in einem adäquaten, also mittleren Bereich für uns eingesetzt werden kann.

Eigentlich geht es in allen unseren Lebenslagen immer um eine gute Selbstregulation oder -steuerung. Egal mit welchem Thema Sie es zu tun haben: Sie möchten nicht hilflos sein, sondern Ihre Reaktionen steuern können. Weil das also ein universelles Phänomen ist, möchte ich es hier kurz erläutern. Eine ausführlichere Darstellung finden Sie in meinem Buch *Achtsame Selbststeuerung.*

Achtsame Selbststeuerung (ASST)

Das Konzept der Achtsamen Selbststeuerung setzt sich aus zwei sehr effektiven und heilsamen Faktoren zusammen: der Achtsamkeit und der Selbststeuerung.

Beides erreichen wir auf einer Grundstufe über die regelmäßige Durchführung der folgenden einfachen ASST-Übungen. Üben Sie sie zweimal täglich fünf Minuten lang.

Erste Übung: Haltung

Eine aufrechte Körperhaltung kann eine „aufrechte" Geisteshaltung sehr unterstützen. Die Erkenntnis ist zwar alt und bekannt, kann aber gar nicht oft genug ins Bewusstsein geholt werden. Körper und Geist reagieren aufeinander, weil sie eine Einheit bilden. Unser Körper könnte ein Urlaubsbewusstsein ausdrücken und dadurch diesen Zustand auch auf geistiger Ebene begünstigen. Und wenn Ihr Körper schlaff durchhängt, wird auch Ihr Geist „durchhängen". Sie müssen nicht unbedingt zu schweißtreibendem Sport übergehen, es reicht vollkommen, wenn Sie, soweit es Ihnen möglich ist, Bewusstheit in Ihren Körper und Ihre Körperhaltung bringen.

Richten Sie Ihren Körper dann sanft auf: Bringen Sie Ihren Oberkörper in eine gute, aufrechte Position. Den unteren Rücken weder runden noch ins Hohlkreuz fallen. Achten Sie auf die Position Ihrer Schultern. Vielleicht ziehen Sie sie erst sanft in Richtung Ohren und lassen sie dann fallen. Bringen Sie auch Ihren Kopf in eine gute Position, indem Sie das Kinn weder nach vorne oben strecken noch zu tief sinken lassen. Entspannen Sie Ihre Muskeln, insbesondere die Gesichtsmuskeln. Nehmen Sie die Veränderungen wahr, die dadurch entstehen.

Zweite Übung: Atmung

Das Wichtigste im Leben sind Herzschlag und Atmung. Darauf können wir keine fünf Minuten verzichten. Der Herzschlag ist nicht so leicht direkt beeinflussbar, das geht nur indirekt durch gezieltes Aktivieren oder Beruhigen. Aber die Atmung können wir direkt und schnell beeinflussen. Weil die Atmung so fundamental wichtig ist, hat eine veränderte Atmung eine maximale Wirkung. Halten Sie einmal den Atem ein paar Minuten an, und Sie werden schnell zu spüren bekommen, wie extrem Ihr ganzer Organismus darauf reagiert. Atmen Sie schnell und hektisch oder ruhig und sanft: Immer wird es intensive Effekte in Ihnen geben. Der damit verbundene Gasaustausch erzeugt im menschlichen Organismus messbare Veränderungen.

Diese bedeutsame Verknüpfung zwischen Atmung und psychosomatischen Reaktionen können wir uns zunutze machen. Da das Atemzentrum im VNS angesiedelt ist, finden wir damit einen direkten Schlüssel für unseren inneren Motor.

- *Aktivatmung.* Atmen Sie sanft und tief in den oberen Brustkorb ein und dann möglichst vollständig aus. Das stimuliert das aktivierende Nervenareal im VNS (Stresszentrum oder Sympathikus). Der innere Motor beginnt höher zu drehen.
- *Beruhigungsatmung.* Nun atmen Sie sanft und tief in die Bauchregion hinein, sodass sich die Bauchdecke beim Einatmen nach außen wölbt und beim Ausatmen einfällt. Vielleicht müssen Sie die Koordination erst etwas üben. Falls es Ihnen schwerfällt, können Sie beim Ausatmen mit einer Hand ganz sanft auf die Bauchdecke drücken, während Sie gleichzeitig pustend ausatmen. Sanft drücken und pusten. Diese Atemvariante aktiviert ein Nervenareal im VNS, das für Ruhe und Ausgleich zuständig ist (Peace-Zentrum oder Parasympathikus). So beruhigt sich der innere Motor.

Diese beiden Varianten gilt es nun regelmäßig zu üben, sodass Sie diese Selbststeuerungskompetenzen auch in schwierigeren Situationen abrufen können.

Das Empfinden und die Erfahrung zu haben, dass wir uns selbst regulieren können, macht uns weniger abhängig von äußeren Reizen. Wir müssen dann nicht mehr ans Meer fahren, um zur Ruhe zu kommen. Wir finden unseren eigenen inneren Zugang zum „Meer". Unser

Urlaubsbewusstsein stabilisiert sich spürbar über die Achtsame Selbststeuerung durch Haltung und Atmung.

Bitte machen Sie sich klar, dass es sich dabei nicht um einen Psychotrick, sondern vielmehr um eine Art Neurotraining handelt, dessen Effekte exakt messbar sind.

Wie oft soll geübt werden? Das Motto lautet hier: Kleine Dinge können sich zu großen Dingen aufsummieren. Daher besteht das Übungsprogramm anfangs aus zwei Einheiten: den Fünf-Minuten-Sequenzen und den Mikropausen.

Fünf-Minuten-Sequenzen

Machen Sie anfangs gerne zweimal täglich fünf Minuten Haltungs- und Atemübungen. Am besten nutzen Sie dafür bereits bestehende Rituale, etwa indem Sie z. B. jeden Morgen nach dem Zähneputzen oder vor oder nach dem Frühstück üben oder jeden Abend vor der *Tagesschau* etc. Eine gewisse Regelmäßigkeit hilft zu Anfang sehr.

Beachten Sie bitte, dass die Bauchatmung Sie beruhigt. Wenn Sie etwas müde sind, sollten Sie daher neben der Bauchatmung immer mal wieder die Aktivierungsatmung üben. Beide Varianten sollen dazu führen, dass Sie möglichst tief ausatmen. Das reduziert den Kohlendioxidspiegel, erhöht gleichzeitig den Sauerstoffanteil im Organismus und erzeugt so mehr Vitalität.

Die regelmäßige Durchführung der Fünf-Minuten-Sequenzen dient dem Verinnerlichen. Eine regelmäßige Aktivierung des inneren Ruhepols oder Aktivierungspols lässt die angesprochenen Areale wachsen.

Mikropausen

Die sogenannten Mikropausen sind gewissermaßen mikroskopisch kleine Pausen von nur ein oder zwei Atemzügen. Nutzen Sie Erinnerungshilfen, um im Alltag möglichst oft daran zu denken. Die Mikropausen dienen der Verwirklichung, also der Umsetzung in den Alltag. Sie lassen uns insbesondere immer wieder aufwachen aus unseren vielen unbewussten Gewohnheitsmustern und Automatismen.

Wir müssen keine Berge versetzen – es reicht aus, kleine Dinge regelmäßig zu wiederholen. Auch so türmen wir sukzessive einen „Hügel" auf, von dem aus wir neue Perspektiven einnehmen können. Mikropausen und Haltungs- und Atemübungen bieten uns einen heilsamen inneren Schutzraum und bilden das Fundament, auf dem unser Urlaubsbewusstsein, unabhängig von äußeren Begebenheiten, stabil errichtet werden kann.

Je häufiger wir unter Stress stehen, desto mehr erhöht sich die Gefahr, dass wir unsere erwachsenen Bewältigungskompetenzen verlieren. Selbst wenn es viele Reaktionsmöglichkeiten gibt, verlieren wir unter Druck den Zugang zu vielen dieser Möglichkeiten. Dieser Prozess entwickelt sich bei einer großen Mehrheit von uns hin zu einem Zustand, in dem irgendwann nur noch zwei Optionen übrig bleiben. Diese beiden äußern sich dann als Reaktions- und auch als Lebensmuster: die Komfortzone und die Überlastungszone.

Die Komfortzone ... der Depression

Die Komfortzone (Abb. 1.6) ist der Bereich der Bequemlichkeit. Hier finden ausschließlich Gewohnheitsmuster ihren Ausdruck. Unser Alltag ist, wie schon erwähnt, geprägt von Automatismen und Routinen. Sie haben Ihre Morgenrituale, Ihre festen Essgewohnheiten, Ihre ebenso festen Vorlieben und Abneigungen, Einkaufsgewohnheiten, Arbeitsroutinen. Auch Ihr Freizeitverhalten, Ihre Hobbys oder auch das Fehlen derselben und das Abendprogramm – alles verläuft nach einem Muster. Und wenn Sie die Abendnachrichten sehen, gibt Ihnen das (meist unbewusst) die Bestätigung, sich verschanzen zu müssen.

Das Gefühl von äußerer Bedrohung führt uns oft zu unseren lieb gewonnenen Mustern zurück, denn diese sind so herrlich vertraut. Das wirkt beruhigend. Sicher, manchmal entsteht auch Langeweile, aber dagegen helfen ja fünfzig Fernsehprogramme. Bitte verwechseln Sie diesen Rückzugszustand nicht mit dem hier angesprochenen Urlaubsbewusstsein, denn das sollte durch Leichtigkeit,

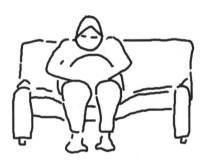

Abb. 1.6 Komfortzone

Klarheit, Offenheit und Flexibilität gekennzeichnet sein und nicht durch den Tunnelblick.

Wenn das eigene Leben nur noch in der Bequemlichkeitszone stattfindet, werden oft Ereignisse, die unvorhergesehen auftreten, als Störung erlebt. Alles, was nicht in unser Raster passt, wird negativ bewertet. Dazu gehören natürlich auch Menschen mit anderen Lebenserfahrungen, Gewohnheiten und anderem Background. Veränderungen werden also schnell als Bedrohung erlebt. Obwohl das Leben auf diesem Planeten der permanenten Veränderung unterliegt, lieben wir das Vertraute. Konservatives Denken und Handeln ist also insbesondere Angst lindernd. Es soll beruhigen. Aber um etwas zu konservieren, müssen wir es töten. Nur so können wir es haltbar machen. Alles Leben unterliegt dem Prozess der Diskontinuität. Unsere Komfortzone ist also unsere Bastion der Sicherheit und zugleich ein Ort der Illusion. Wenn wir uns diesen Sachverhalt verdeutlichen, dann müssen wir uns wirklich fragen, ob die sogenannte Komfortzone wirklich so komfortabel ist.

Wenn aus etwas Schönem etwas Dunkles wird

Wir leben in einer sehr komplexen Welt. Deshalb ist es vorteilhaft, wenn wir über ein funktionierendes Kategorisierungssystem verfügen, also ein sicheres inneres Bewertungsschema. Das ist gut, und das ist schlecht. Die Masse der äußeren Reize drängt uns das auf. Die Vorteile liegen natürlich auf der Hand. Aber wie sieht es mit den Nachteilen aus? Schließlich sind wir keine geeichten Messinstrumente. Und weil das so ist, geschehen immer wieder fehlerhafte Einschätzungen. Ein sehr bedeutsamer Faktor ist unser Problem mit den Langzeitwirkungen. Sobald ein Kurzzeiteffekt sich gut anfühlt, erfolgt innerlich eine Erfolgsmeldung. Und damit entsteht in uns der Impuls nach Wiederholung.

- *Kurzfristig* bringt Alkohol spürbar Entspannung, Erleichterung, Lockerheit, Kontaktfreude.
- *Kurzfristig* schmecken Süßigkeiten lecker, erzeugen inneres Wohlbefinden und bringen oft auch Energie.
- *Kurzfristig* entsteht durch Rückzug angenehme Ruhe, Entlastung und Frieden.
- *Kurzfristig* können wir uns mit Gewalt durchsetzen und andere zum Schweigen bringen.
- *Kurzfristig* können wir ein unreflektiertes Konsumverhalten ausüben, ohne direkte negative Konsequenzen zu erfahren.
- *Kurzfristig* können wir unseren Trieben folgen und werden befriedigt.

In vielen scheinbar angenehmen Dingen steckt also tatsächlich ein diabolisches Wesen. Es wirkt oberflächlich beruhigend, verlockend, süß, köstlich, es bringt Ruhe und macht Lust auf mehr. Aber nach und nach vergiftet es uns in kleinen Dosen. Das wird für viele erst spürbar, messbar und erkennbar, wenn die Folgen schon weit fortgeschritten sind.

Überprüfen Sie also immer wieder einmal Ihre lieben Angewohnheiten. Es heißt zu Recht „Die Dosis macht das Gift". Was in kleinen Dosen vielleicht noch Genuss oder Medizin sein kann, ist in höheren Dosierungen fast immer giftig. Suchen Sie doch mal nach etwas, das auch bei hoher Dosierung nicht zum Gift wird. Das könnte eine ausgedehnte Suche werden. Ich bin gespannt, ob Sie wirklich irgendetwas finden können.

Diese Problematik passt recht gut zu unserem Thema „Komfortzone", denn die ist bei höherer Dosierung tatsächlich toxisch. Es ist ein Gift, das Sie nicht so bald töten wird, aber extrem abhängig macht. Für viele besitzen das Sofa und der Fernseher als private Komfortzone die Gravitationskraft eines schwarzen Lochs. Sobald sie den Ereignishorizont der Türschwelle ihrer Wohnung überschritten haben, gibt es kein Zurück mehr. Natürlich entsteht so eine Komfortzone immer auch in uns. Alles, was wir im Außen erleben, bildet sich auch innen ab. Unser Gehirn wird auch als Beziehungsorgan bezeichnet. Alle äußeren Beziehungen, Kontakte, Erfahrungen verändern unsere Hirnstrukturen. Ist unser Leben komplex, entwickelt sich – und zwar in jeder Lebensphase – in unserem Gehirn ein komplexes Vernetzungsmuster. Ist unser Leben voller Stress, ist es auch unser Gehirn. Und wird unser Leben öde, dann bilden sich auch in unserem Gehirn Verödungen. Und all das hat direkte Wirkungen auf unsere Wahrnehmung, unser Denken und Handeln.

Es verdichtet sich in uns etwas, das wir anfangs als wohlige, behagliche Enge erfahren, weshalb wir weitere Einschränkungen nicht mehr kritisch wahrnehmen. Es wird normal. Unsere Gewohnheitsmuster werden von uns kaum noch hinterfragt. Innere schwarze Löcher sind eben nicht wahrzunehmen.

Da wir für unseren Lebensunterhalt arbeiten und gelegentlich Behördengänge absolvieren müssen, ist es eine Notwendigkeit, zumindest die äußere Komfortzone regelmäßig zu verlassen. Sollten Sie sich sehr in Ihrer Komfort- und Bequemlichkeitszone eingeigelt haben – und damit ist auch die innere Komfortzone gemeint –, dann wird Ihnen das Heraustreten aus der eigenen „Höhle" schon schwerfallen. Entweder Sie fühlen sich in unvertrauten Kontexten unwohl, oder Sie erleben andere Denk- und Ausdrucksweisen als unangenehm.

Ein Grund dafür ist, dass wir unsere innere Komfortzone überallhin mitnehmen. So erleben wir oft innerliche Blockaden, während von außen hohe Anforderungen gestellt werden. Aus so einer Konfliktlage kann sehr schnell eine schmerzhafte Überlastung werden. Es gibt dann kaum noch Zwischenbereiche. Stattdessen folgt auf die Bequemlichkeitszone sofort die Überlastungszone.

Die Überlastungszone

Obwohl Europa zu den wohlhabendsten Regionen der Welt zählt, haben wir es nicht fertiggebracht, ein heilsames Klima zu schaffen, in dem die Menschen glücklich sind. Es gibt zwar einen gewissen Zusammenhang zwischen materiellem Reichtum und Glücksempfinden, aber eben keinen durchgehenden. Viele Menschen müssen zu viel Arbeit bewältigen oder leiden unter anderen Belastungen, wie Konflikten, Arbeitslosigkeit, chronischen Erkrankungen oder Zukunftssorgen (Abb. 1.7).

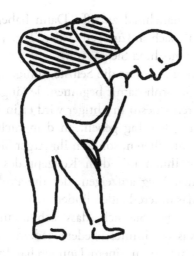

Abb. 1.7   Last

Viele von uns fühlen sich also überlastet. Als würden wir einen schweren Ballast tragen. Aber wie gehen wir mit den Sachzwängen des Lebens um, die wir nicht wegdiskutieren können? Wie gehen Sie damit um? Was machen Sie, wenn Sie überlastet sind? Wenn sich Spannungen in Ihnen leidvoll bemerkbar machen?

Das Gefühl von Hilflosigkeit erzeugt oft noch einen zusätzlichen Druck. Und wenn Sie sich dann noch damit identifizieren, indem Sie z. B. meinen, dass Sie mit Recht genauso empfinden und dass Sie sich dieses gerechte Empfinden von niemandem wegnehmen lassen möchten, dann stecken Sie bis zum Hals in Problemen. Vielleicht ärgern Sie sich, weil Sie von jemandem schlecht behandelt werden. Womöglich haben Sie den Eindruck, dass Sie zu kurz kommen und andere bevorteilt werden. Es kann sogar sein, dass das manchmal zutrifft. Dann haben Sie einen „guten Grund", sich aufzuregen. Jeden Tag. Jede Woche. Aber wie lange möchten Sie das tun?

Bitte beachten Sie, dass die Selbstberuhigung viel leichter ist, wenn Sie früh damit beginnen. Je länger Sie Ihren Ärger „trainieren", desto mächtiger wird er in Ihnen. Und so wird es bald den Tag geben, an dem nicht mehr Sie Ihren Ärger kontrollieren, sondern Ihr Ärger Sie.

Ich möchte Ihnen mit dem Konzept des Urlaubsbewusstseins einen Weg aufzeigen, der die Probleme ernst nimmt, aber das innere Leiden lindert.

Vergegenwärtigen Sie sich, dass sich in uns alles festigen kann, was wir immer wieder wiederholen. So führt z. B. stetes Jammern zu einem Jammercharakter und steter Ärger zu einem ärgerlichen Charakter (Abb. 1.8). Es heißt: Spätestens mit fünfzig hast du das Gesicht, das du verdienst.

Lassen Sie nicht zu, dass sich Wut und Sorgenfalten in Ihr Gesicht eingraben, denn das sind keine Naturgesetze

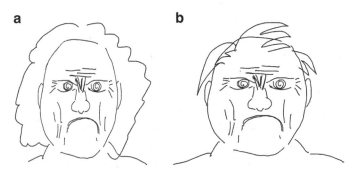

Abb. 1.8 a,b **a** Ärger 1, **b** Ärger 2

oder genetischen Programme, die sich unkontrollierbar entwickeln. Fühlen Sie sich eingeladen, Ihre inneren Ressourcen, z. B. Ihr Urlaubsfeeling, nicht nur im Urlaub zu aktivieren.

Sie wechseln in Ihrem Leben immer wieder Tätigkeiten und Inhalte. Und einen Bereich nennen Sie Urlaub. Vielleicht können Sie, wie in einem Experiment, für ein paar Wochen Ihr Bewusstsein für die Möglichkeit öffnen, den Begriff „Urlaub" auf alles auszudehnen, was Sie zurzeit tun.

Dafür ist es oft hilfreich, die Komfortzone und die Stresszone differenziert wahrzunehmen. Viele Menschen erleben in sich und in ihrem Leben nur noch einen Wechsel zwischen der Komfort- und der Stresszone. Entweder sind sie gestresst oder müde. Die nachfolgende Skizze (Abb. 1.9) zeigt aber, dass es zwischen der Komfortzone und der Stresszone tatsächlich noch eine weitere Zone, einen sehr wichtigen Lebensbereich, zu entdecken gibt.

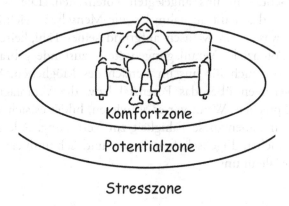

Abb. 1.9 Zonen

Die Potenzialzone

Die Komfortzone ähnelt einem Mausoleum, hier entstehen keine lebendigen Impulse, alles ist „schön" abgepuffert. Und in der Stresszone herrschen Dschungelgesetze, es gilt nur irgendwie zu überleben. In beiden Zonen sind Neuerungen eher unerwünscht.

Zwischen den beiden Zonen liegt die *Potenzialzone.* Um dort hineinzugelangen, müssen wir die Komfortzone auf eine Weise verlassen, mit der wir nicht gleich in die Stresszone hineinfallen.

In der Potenzialzone verfügen wir über mehr Energie als in der Komfortzone und sind weniger angespannt als in der Stresszone. Wir benötigen für den Weg in die Potenzialzone also eine adäquate Selbstregulation. Wenn wir diese wichtige Zone betreten können, sind vollkommen andere Reaktionsweisen möglich. In dieser Zone finden wir einen Zugang zu den vielfältigen, bereits mit der Geburt in uns angelegten Potenzialen. Die besitzen wir, das heißt ausnahmslos alle Menschen, reichlich. Alles, was je ein Mensch aufgrund seiner Fähigkeiten – oder Potenziale, Veranlagungen etc. – zustande gebracht hat, liegt auch für uns im Bereich des Möglichen. Wir alle verfügen über das Potenzial bzw. die Veranlagung zum Sprechen. Wenn wir es aktivieren, bildet es sich aus, und wir haben diese Fähigkeit zur Verfügung. Alle nur erdenklichen Eigenschaften liegen und schlummern als Potenziale in uns.

Potenzialentwicklung

Das Thema Potenzialentwicklung ist natürlich unerschöpflich, denn das menschliche Potenzial, die Summe unserer Veranlagungen, ist enorm groß. Ich möchte es nochmals wiederholen, damit Sie diese Tatsache wirklich verinnerlichen: Auch das Urlaubsbewusstsein als ein leichter und wacher Bewusstseinszustand gehört zum menschlichen Potenzial, zu Ihren Veranlagungen. Der Keim oder Same dafür ist vorhanden, er liegt bereits in Ihnen. Manchmal spüren Sie ihn vielleicht – meist, wenn er von außen angeregt wird –, aber er ist noch zu schwach, um durchgängig wahrnehmbar zu sein. Wenn Sie Ihr Potenzial weiter kultivieren möchten, dann ist die Förderung des Urlaubsbewusstseins eine wunderbare innere Ressource.

Die Methode zur Potenzialentwicklung und -entfaltung lässt sich mit einem einfachen A-B-C-Schema auf den Punkt bringen.

Das A-B-C-Schema der Potenzialentwicklung

A. Die Erkenntnis geht voraus: Unser inneres Potenzial – unsere menschlichen Veranlagungen – ist extrem vielfältig und umfangreich. Lassen Sie dies intensiv auf sich wirken. Finden Sie Zugang zu der Erkenntnis, dass Sie gewissermaßen auf einer Schatzkiste sitzen.

B. Die individuelle Bestandsaufnahme ist wichtig: Realisieren Sie Ihre inneren Potenziale differenzierter.

Welche Veranlagungen sind in Ihnen gewachsen und groß geworden? Welche davon sind heilsam, welche nicht? Wenn z. B. die Veranlagung zum Ärger groß geworden ist und die Veranlagung für Gelassenheit gering ausgeprägt wurde, nehmen Sie es zur Kenntnis. In diesem B-Schritt besteht die Aufgabe darin, den großen unheilsamen Potenzialen keine weitere Nahrung zu geben. Es ist wichtig, zu erkennen, dass Sie mit jeder Wiederholung auch ein Potenzial in sich stärken. Reduzieren Sie unheilsame Gewohnheiten sofort oder sukzessive.

C. Die konstruktive Förderung und Aktivierung ist wichtig: Realisieren Sie Ihre heilsamen Potenziale, insbesondere die, die noch sehr klein sind. Benennen Sie diese möglichst deutlich. Aktivieren Sie sie, sooft Sie es vermögen. Jede Wiederholung führt zu Wachstum.

Es ist ein wenig wie bei der Gartenarbeit: Gießen und düngen Sie die stacheligen Gewächse nicht weiter, sondern kultivieren Sie die Pflanzen, die Sie sich wünschen. In der Gartenerde liegen dafür genug Samen parat.

Die Dynamik und die Vielfalt unseres inneren Potenzials ist sehr bedeutsam. Eine problematische Seite besteht in der Tatsache, dass unsere Veranlagungen wertfrei funktionieren, sie unterliegen keiner innewohnenden Moral. Das bedeutet, dass wir „göttliches" und „teuflisches" Potenzial in uns tragen. Und beides wächst in gleicher Weise, wenn wir es aktivieren.

Himmel und Hölle sind Realitäten

Der Himmel und die Hölle sind Realitäten, die wir in uns tragen. Menschen, die sich zu bestialischen Verhaltensweisen hinreißen lassen, sind keine Bestien. Sie funktionieren tatsächlich insoweit menschlich, als dass sie leider in sich sehr leidvolle Potenziale aktiviert haben.

Stellen Sie sich vor, dass im vorderen Bereich unseres Gehirns Samenkörner, also Potenziale oder Veranlagungen, eingepflanzt sind (Abb. 1.10).

Nun werden diese „Samen" durch uns oder unsere Umwelt aktiviert. Wenn wir diesen Prozess nicht bewusst steuern, können sehr problematische Potenziale in uns heranwachsen.

Wenn Sie sich schlecht verhalten, dann sind Sie kein schlechter Mensch, es hat sich nur ein unheilsames Potenzial in Ihren herangebildet. Aus den gleichen Gründen

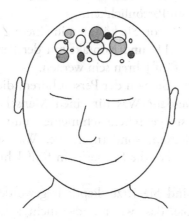

Abb. 1.10 Potenziale

werden Sie aber auch nie ein durch und durch guter Mensch. Es sind immer vielfältige innere Anteile vorhanden, die wir jedoch bewusst zu lenken lernen können.

So ist es auch völlig unsinnig, herausfinden zu wollen, wer Sie „wirklich" sind. Sie werden in sich keinen festen Wesenskern finden. Alles ist immer nur eine Momentaufnahme dessen, was Sie in der letzten Zeit regelmäßig wiederholt haben. Wir alle bestehen aus einer Ansammlung von Anteilen, die unsere Persönlichkeit bilden. Ändern Sie Ihre Gewohnheiten, so werden andere Potenziale in Ihnen aktiviert, und Sie werden tatsächlich zu jemand anderem.

Derjenige, der Sie heute sind, ist ein Zufallsprodukt. Sie haben doch sicherlich nicht vor zehn Jahren einen Plan aufgestellt, der Sie zu dem gemacht hat, der Sie heute sind. In der Regel reagieren wir unbewusst und auf der Basis der erwähnten Automatismen auf unsere Lebenssituationen. So werden in uns Potenziale aktiviert, und wir bilden unmerklich Muster heraus, die sich festigen. Diese Muster nennen wir dann Persönlichkeit.

Stellen Sie sich vor, Sie könnten in einem Zauberspiegel schauen (Abb. 1.11) und Kontakt mit der Person aufnehmen, die Sie in fünf Jahren sein werden.

Was möchten Sie von der Person hören, die Sie in fünf Jahren sein werden? Was für einen Menschen möchten Sie im Zauberspiegel sehen? Ich meine damit nicht äußerliche Eigenschaften, sondern innere. Was sind das für Eigenschaften, über die Sie gerne in fünf Jahren verfügen möchten?

Vielleicht sind Sie jetzt skeptisch geworden. Womöglich meinen Sie, dass wir uns das nicht aussuchen können. Viele von uns haben immer noch den Eindruck, dass

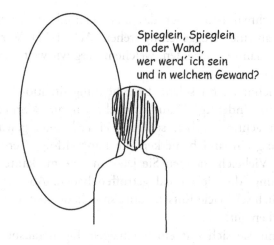

Spieglein, Spieglein
an der Wand,
wer werd' ich sein
und in welchem Gewand?

Abb. 1.11 Spiegel

innere Vorgänge irgendwie automatisiert ablaufen und dass wir selbst kaum Einfluss darauf haben.

Aber dem ist nicht so. Mit etwas von dem hier beschriebenen Wissen und einem geduldigen Training können wir jedes Potenzial in uns aktivieren. Sicherlich können Sie auch mit noch so viel Üben nicht ohne technische Hilfe vom Boden abheben – aber nur deshalb nicht, weil wir dafür kein Potenzial, keine Veranlagung haben. Aber wenn Sie z. B. bestimmte geistige Qualitäten und psychische Verfassungen in sich stabilisieren möchten, wie Sie sie in einem guten Urlaub erfahren, dann ist das absolut möglich.

Dieser Punkt ist von herausragender Bedeutung. Denn wenn zu Beginn der Reise das Ziel diffus erscheint oder als unrealistisch eingeschätzt wird, entstehen Motivationslagen, die Ihren Erfolg infrage stellen.

Manchmal haben wir das klare Gefühl, dass wir im Leben an einer Weggabelung stehen (Abb. 1.12). Wir sollten uns dann entscheiden, welchem Weg wir weiter folgen möchten.

Manchmal sind solche Entscheidungssituationen aber nicht so eindeutig. Dann wandeln wir an Wegmarkierungen achtlos vorbei, schlagen einfach eine gewohnte Richtung ein und bemerken die Langzeitfolgen erst viel später. Vielleicht denken Sie jetzt an eine markante Entscheidung, die Sie einmal getroffen haben. Aber es gibt tagtäglich sehr viele Entscheidungsmöglichkeiten, die es zu entdecken gilt.

Wenn Sie sich nur einen einzigen Tag herausnehmen und genau prüfen, wie viele Entscheidungen Sie an diesem

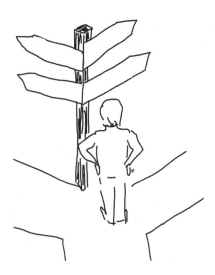

Abb. 1.12 Schilder

einen Tag gefällt haben, dann kann deutlich werden, dass täglich so viele Entscheidungen zu treffen sind, dass wir sie gar nicht mehr bewusst, sondern nur noch automatisiert fällen. Es gibt also sehr viele Weichen in unserem Leben. Immer gibt es „Züge", die uns zu den unterschiedlichsten Zielen bringen können. Aber kennen wir beim „Einsteigen" wirklich immer das Ziel? Sie werden wahrscheinlich noch nie tatsächlich in einen Zug gestiegen sein, dessen Richtung und Ziel Sie vorher nicht gekannt haben. Oder steigen Sie wirklich gelegentlich auf einem Bahnhof in irgendeinen Zug, nur weil er gerade da steht? Nein, das tun wohl nur die Wenigsten von uns. Interessanterweise steigen wir aber in unserem Leben sehr häufig in irgendwelche „Züge". Und zwar nicht selten nur deshalb, weil dieser Zug zufällig bereitsteht.

Überlegungen, wohin unsere Reise gehen soll, entwickeln sich meist nur spontan, unstrukturiert und zufallsabhängig. Aufgrund der hohen Bedeutsamkeit der Lebensziele starten wir im nächsten Kapitel mit dieser wichtigen Fragestellung.

2

Das Urlaubsbewusstsein kennenlernen

Bislang haben wir das Thema Urlaubsbewusstsein sowohl umkreist als auch schon einige Techniken kennengelernt, mit deren Hilfe Sie die ersten Schritte unternehmen können, um nach und nach Ihr Urlaubsbewusstsein als eine Art Grundhaltung immer mehr in sich zu festigen. So schaffen Sie in sich ein wunderbares Fundament, auf dem Sie weitere innere Potenziale ansteuern können. Das Vorhandensein so vieler Potenziale erzeugt, zumindest wenn wir uns dessen bewusst werden, eine Art Entscheidungsdruck. Wenn auf der Speisekarte nur ein Gericht steht, dann haben wir keine Wahl. Ist die Liste aber lang, dann entsteht ganz natürlich die Frage, was wir selbst wünschen. Immer wieder treffen wir auf diese Frage, die von uns wissen möchte, wohin denn die Reise gehen soll.

Bisher haben wir gewissermaßen im Urlaubsrestaurant gesessen und genommen, was eben kam. Und plötzlich

© Springer-Verlag GmbH Deutschland 2017
M. Ennenbach, *Wie das Leben zum Urlaub wird*,
DOI 10.1007/978-3-662-54271-2_2

fragt uns eine neue Bedienung, was wir denn selbst möchten. Nun sind wir ganz erstaunt. *Wie? Das kann man auch selbst aussuchen?*

Wer außer Ihnen selbst sollte denn bestimmen, wohin Ihre Lebensreise geht?

Wohin soll die Reise gehen?

Die Metapher der Reise verweist auf ein inneres Reiseziel. Wenn Ihr Bewusstsein sich immer mehr als Urlaubsbewusstsein festigt, wenn Sie in sich mehr Offenheit, Flexibilität, Wachheit und Klarheit wahrnehmen, dann ist die Reise nicht beendet, sondern beginnt sich zu intensivieren. Schließlich möchte ich Ihnen mit dem Urlaubsbewusstsein nicht Ihr Endziel vorsetzen. Vielmehr möchte ich Sie darin unterstützen, eine möglichst gute Ausgangssituation in sich zu festigen, auf deren Fundament Sie dann selbst nachhaltig gute und sichere Entscheidungen treffen können.

Was möchten Sie also gerne in sich kultivieren? Welches Potenzial, welche Veranlagung, welche Eigenschaft möchten Sie stärken? Versuchen Sie die Antwort möglichst zu konkretisieren. „Es sollte mir irgendwie besser gehen" wäre zu diffus.

Stellen Sie sich einen Flughafen vor. Dort starten viele Flugzeuge zu allen möglichen Zielen (Abb. 2.1). Wohin soll Ihre Reise gehen?

Manchmal benötigen wir etwas Zeit, um herauszufinden, was wir benötigen und wohin wir uns entwickeln möchten. Benötigen Sie mehr Gelassenheit oder doch eher

Abflug / Departure				
Flug	**Zeit**	**Terminal**	**Check in**	**Ziel**
567	1415	C	C001	?
312	1430	A	A002	?
211	1440	A	A001	?
679	1450	B	B010	?
945	1510	E	C001	?
264	1515		A003	?
113	1520		B0 2	?

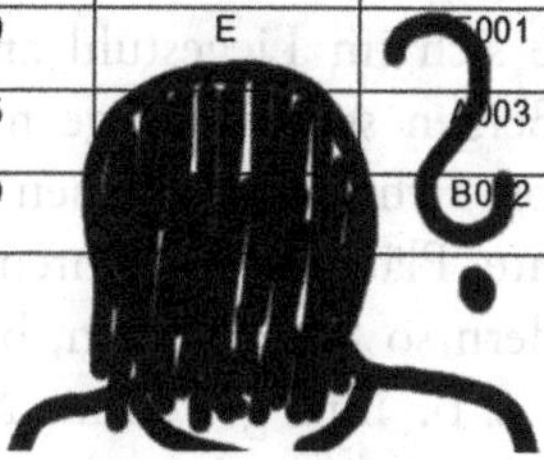

Abb. 2.1 Ziele

mehr Durchsetzungsvermögen? Das kann individuell sehr verschieden sein. Prüfen Sie dies möglichst kritisch. Dabei kann es helfen, wenn Sie sich vorstellen, wie sich Ihr Ziel, wenn Sie es erreicht haben, innerlich anfühlt. Danach stellen Sie sich vor, wie es äußerlich wirken wird. Lassen Sie sich dafür ruhig etwas Zeit. Es ist *Ihr* Weg.

Damit dieser Weg auch eine gute Chance hat, möchte ich gerne mit Ihnen noch ein wenig bei der Ausgangssituation, beim Urlaubsbewusstsein also, verweilen. Das Urlaubsbewusstsein ist eine unter zahllosen inneren Veranlagungen, aber zugleich auch eine zentrale Kompetenz. Wenn wir weitere heilsame Kompetenzen in uns fördern möchten, ist es hilfreich, sich zuerst ein paar Kernkompetenzen anzueignen. Dazu gehört auch das Urlaubsbewusstsein.

Reiseziel Urlaubsbewusstsein

Begriffe erzeugen in uns stets recht schnell Assoziationen. Und natürlich löst der Begriff „Urlaub" sehr vielfältige Assoziationen und Reaktionen aus. Vielleicht denken Sie beim Thema Urlaub an sportliche Aktivitäten oder aber ans Faulenzen. Einige denken an Saufgelage auf Mallorca, während andere sich im Liegestuhl am Meer oder wandernd in den Bergen sehen. Einige möchten im Urlaub auch Urlaub von sich selbst machen. Dafür suchen sie ganz ungewohnte Plätze auf, während andere auch in exotischen Ländern so lange suchen, bis sie auf Gewohntes treffen und z. B. ihre gewohnte Nahrung vorgesetzt bekommen.

Trotz der scheinbaren Vielfalt verfolgen wir aber mit dem Urlaub ein gemeinsames Ziel: Wir möchten in einen besonderen Zustand hineinkommen: in das Urlaubsfeeling. Für diesen inneren Zustand reisen Menschen um die ganze Welt. Genau genommen suchen wir also im Außen nach einem inneren Zustand bzw. nach einem inneren Zustand, der durch das Außen angeregt wird.

Einfacher wäre es doch, wenn wir diesen heilsamen inneren Zustand selbst jederzeit in uns erzeugen könnten. Dafür ist es wohl hilfreich, das Urlaubsfeeling noch etwas mehr einzukreisen, damit es deutlicher wird. Schließlich werden Sie bei dem Begriff „Urlaubsfeeling" womöglich an ganz andere Dinge denken als ich. Viele verknüpfen mit „Urlaubsfeeling" die Idee, irgendwie zu „relaxen". Dieses Phänomen kennen wir aus unserem Alltag, in dem wir möglichst schnell von der Stress- oder Überforderungszone in die Komfortzone wechseln möchten. Die Gefahr besteht also auch beim Urlaubsbewusstsein darin, dass wir zu tief herunterschalten.

Den (Lebens-)Urlaub nicht verschlafen

Es wäre doch recht schade, wenn Sie eine gebuchte Reise teuer bezahlen, dann aber den ganzen Urlaub verschlafen. So nehmen viele von uns regelrechte Strapazen auf sich und reisen weit, nur um sich dann in den Liegestuhl fallen zu lassen, mit der inneren Haltung: „So, das war's jetzt, hier stehe ich nicht mehr auf." Für sehr viele Menschen ist die Vorstellung, einmal richtig auszuschlafen, enorm reizvoll. Auch darum sind die Wochenenden, die den meisten von uns genau diese Möglichkeit bieten, so beliebt. Schlafen hat einen hohen Wert. Natürlich stimmt das unbedingt für Menschen mit Schlafstörungen, aber ansonsten gilt: Wir verschlafen einen Großteil unseres Lebens. Wenn wir unser reines Funktionieren auf der unbewussten Basis von Gewohnheitsmustern dazurechnen, bleibt nicht mehr viel wirkliches – also bewusstes – Leben übrig.

Dieser Sachverhalt sollte eigentlich viel kritischer in unserem Bewusstsein gehalten werden. Eigentlich sollte der Wachheit ein viel höherer Wert zukommen als dem Schlaf. Etwas Ruhe tut gut, aber zu viel macht uns träge, und wir verschlafen die Zeit.

Da wir hier über einen inneren Urlaubszustand sprechen, ist diese „Liegestuhlhaltung" gleichbedeutend mit der Komfortzone. Die verlassen wir nicht zwangsläufig, nur weil wir uns fortbewegen und das Sofa zu Hause gelassen haben. So wie das Urlaubsbewusstsein ein innerer

Zustand ist, so ist auch die Komfortzone ein innerer Zustand. Dann können um uns herum die herrlichsten Sonnenuntergänge stattfinden, aber wir „entspannen" in einem chronisch gewordenen Dämmerzustand (Abb. 2.2). So haben wir nur wieder von der Stresszone in die Komfortzone gewechselt, also von einem unbewussten in einen anderen unbewussten Zustand.

Die Bemühungen, von einem unbewussten und automatisierten Stress- und Anspannungslevel in einen bewussten, leichten und zufriedenen Urlaubszustand zu kommen, dürfen also nicht mit einem Liegestuhlurlaub verwechselt werden.

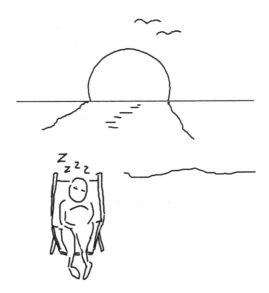

Abb. 2.2 Schlaf

Höchstleistung mit dem Urlaubsbewusstsein

Die Kultivierung eines wachen, leichten, offenen Urlaubsbewusstseins steht, wie gesagt, in deutlichem Widerspruch zur *Liegestuhlentspannung*. Es geht *nicht* um Entspannung, sondern um ein heilsames Maß an Spannung, das wir für Wachheit, Konzentration und Achtsamkeit benötigen.

Und bezüglich der geistigen Haltung steht das Urlaubsbewusstsein ebenfalls im Widerspruch zur *Alles-egal*-Haltung. Auch diese Haltung verdient einen Moment Aufmerksamkeit. Spontan meinen wir womöglich, dass sich so etwas in uns noch nicht verfestigt hat, dennoch gehen wir in unserem Alltag an sehr vielen Missständen vorbei und konsumieren viele problematische Dinge. Dies funktioniert nur, wenn wir uns nicht verantwortlich fühlen. Wir kaufen gerne Schnäppchen, aber wieso ist etwas ein Schnäppchen? Egal. Sehr viele Menschen konsumieren immer noch unreflektiert Fleisch, ohne sich dafür zu interessieren, woher es kommt. Egal. Viele von uns haben Angewohnheiten oder gar Süchte, die eine „Egal"-Haltung benötigen. Es ist wirklich lohnenswert, selbstkritisch mit dieser menschlichen Neigung umgehen zu lernen. Deutlich sollte geworden sein, dass die „Egal"-Haltung in starkem Gegensatz zum hier beschriebenen Urlaubsbewusstsein steht, denn die mit Letzterem verbundene Gelassenheit basiert auf Wachheit, nicht auf dem „Egal"-Gefühl. Gelassenheit darf also nicht mit Gleichgültigkeit verwechselt werden.

Obwohl es bei der Kultivierung des Urlaubsbewusstseins definitiv *nicht* um Leistungsmaximierung geht, erreichen wir paradoxerweise genau das. Nach wie vor nehmen wir alle relevanten Aspekte des Alltags ernst, aber wir verlieren uns nicht mehr in ihnen und lassen uns nicht mehr wie Marionetten fremdsteuern. Da das Urlaubs-feeling, das wir anstreben, das Produkt einer wachen Bewusstheit ist, entfernen wir uns damit deutlich sowohl vom Zustand des Dahindösens als auch von dem des unnötigen, hektischen, ruhelosen Angespanntseins. Wir alle verschwenden im Laufe eines Tages sehr viel Energie mit unproduktiven und sogar destruktiven Gedanken und Handlungen. Die Schulung unseres Bewusstseins hin zu mehr Klarheit und Wachheit hat also auch eine enorme *Energieersparnis* zur Folge – Energie, die wir nun viel ziel-gerichteter einsetzen können. Dieser Aspekt ist besonders wichtig.

Viel hilft nicht immer viel

Sie haben sicher auch die Erfahrung gemacht, dass Sie, wenn Sie sich bemühen und anstrengen, mehr erreichen können, als wenn Sie die Dinge einfach laufen lassen. So erlernen wir die Tugend der Disziplin und Glaubenssätze wie z. B. „Anstrengung lohnt sich" oder „Leistung zahlt sich aus". Und natürlich funktioniert das auch, zumindest recht oft.

Ich möchte Ihnen hier keinen gegenteiligen, sondern einen differenzierteren Entwurf zeigen. Dieser soll dazu anregen, das Energieniveau genauer wahrzunehmen, mit dem wir ein Projekt angehen. Das Energieniveau ist nicht nur spürbar, sondern auch messbar. Wir können verschiedene Energiewerte in uns exakt messen, wie z. B. den Blutdruck, den Hautwiderstand oder die elektrochemischen Spannungen in unserem Nervensystem. Um sich diese Vorgänge gut vorstellen zu können, hat sich das Bild der „Anstrengungsleiter" bewährt.

Die Anstrengungsleiter

Die nachfolgende Liste steht für die „Anstrengungsleiter", die das innere Energieniveau verdeutlicht. Je höher oben auf der Leiter wir stehen, desto mehr Anstrengung üben wir aus.

- Überlastungsreaktionen
- Überforderung
- Hoher Stress
- Stress
- Aufregung
- Leichte Aufregung
- **Urlaubsbewusstsein**
- Müdigkeit
- Starke Müdigkeit
- Halbschlaf
- Traumschlaf
- Leichter Schlaf
- Tiefer Schlaf
- Tiefschlaf

So können Sie auf den ersten Blick erkennen, dass es um Ausgewogenheit geht. Also um ein Nicht-zu-viel und ein

Nicht-zu-wenig. Immer mehr Anstrengung führt uns ab einem bestimmten Punkt komplett vom Ziel weg. Im Urlaubsbewusstsein können wir noch leichte Aufregung verspüren, aber wenn wir uns noch mehr anstrengen, verlassen wir den Zustand des wachen Urlaubsbewusstseins und erleben Aufregung. Je weiter wir uns vom Urlaubsbewusstsein wegbewegen, desto mehr trübt sich unser Bewusstsein ein, und wir reagieren nur noch unbewusst und auf der Basis von Automatismen und gelernten Gewohnheitsmustern.

Es kann gar nicht oft genug wiederholt werden: Es geht um Urlaubsbewusstsein und nicht um Dauerentspannung. Um ein bewusstes Leben führen zu können, benötigen wir keinen Liegestuhl und keinen Appell, immer „relaxed" zu sein. Es geht nicht darum, zu relaxen. Es geht um Bewusstheit.

Leistungsappelle, die immer mehr Anstrengung einfordern, sind ebenso wenig zielführend. Tatsächlich ist unsere Leistungskurve im „goldenen" Mittelbereich am stärksten. Nur hier sind unsere kognitiven Fähigkeiten wie Konzentration, Flexibilität, Kreativität, Entscheidungsfähigkeit, Gedächtnis, etc. messbar am besten abzurufen.

Das Gegenteil eines bewussten Lebens ist das unbewusste oder betäubte Leben (falls wir dann überhaupt noch von Leben sprechen können). Viele von uns sehnen sich nach einem Zustand, der sich wie ein innerer Urlaub von sich selbst anfühlt, aber das ist hier nicht gemeint, denn das würde eine Distanzierung von sich selbst hervorbringen. Zwar kann eine solche Distanzierung gelegentlich auch hilfreich sein, aber wenn sie z. B. chemisch erzeugt wird und nur betäubend wirkt, geht der Impuls genau in die entgegengesetzte Richtung.

Den ganzen Urlaub im Suff?

Die Verknüpfung von Urlaub mit Alkohol und anderen Drogen ist recht naheliegend. Viele von uns haben den Eindruck, dass sie im Alltag funktionieren und im Urlaub nicht mehr funktionieren müssen. Anstatt vom Nur-Funktionieren zum Bewusstwerden zu wechseln, nimmt man den viel leichteren Weg zum Abschalten. Und so besteht das Leben vieler Menschen aus Funktionieren und Abschalten. Sie werden also zu einer Art Maschine.

Ähnlich dem schon erläuterten Phänomen des Verschlafens steht hier die Problematik des Konsumierens im Mittelpunkt. Beides, Verschlafen und Konsumieren, führt zu sehr ähnlichen Ergebnissen. Sie können Ihren (Lebens-)Urlaub wie im Rausch an sich vorbeiziehen lassen (Abb. 2.3) – schließlich machen sehr viele Menschen das mit ihrem ganzen Leben.

Manchmal müssen wir eine Entscheidung darüber treffen, wie wir leben möchten. Wir verschlafen schon nachts ein Drittel unserer Lebenszeit. Wenn wir dann noch unsere vielen Automatismen und unbewussten Zeiten dazurechnen, etwa die vielen Stunden vor dem Fernseher, dann bleibt nicht mehr viel übrig, was die Bezeichnung „Leben" verdient.

Alkohol ist in unserer Kultur nicht mehr als Genussgift zu erkennen. Alkoholkonsum hat sich so eingebürgert, dass viele von uns ihn als vollkommen selbstverständlich ansehen. Versuchen Sie doch mal, im Alkoholrausch Ihr Urlaubsbewusstsein wahrzunehmen. Alkohol beeinträchtigt schon beim ersten Schluck unseren Geist. Unsere Neigung zur Selbstbetäubung ist beachtlich.

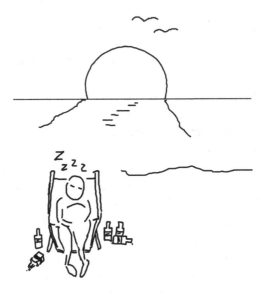

Abb. 2.3 Suff

Da wir als Menschen einen sehr großen Teil unseres Lebens verschlafen, scheint es keine Rolle zu spielen, ob wir uns zu Hause vor dem Fernseher, im Urlaub am Strand oder in einer teuren Penthousewohnung aufhalten. Wir schlafen eben. Und wenn Sie schlafen, dann ist es egal, wo und wie Sie leben (Abb. 2.4).

Vielleicht haben Sie den Eindruck, dass das nur andere Menschen betrifft und dass Sie Ihr Leben nicht verschlafen. Mag sein, dass Sie wenig Alkohol und andere Drogen konsumieren, dass Sie wenig fernsehen, dass Sie nicht zu lange schlafen, dass Sie sich um Bewusstheit bemühen. Aber überprüfen Sie einmal Ihre jetzige Körperhaltung. Wer hat diese Körperhaltung arrangiert? Wenn Sie sich

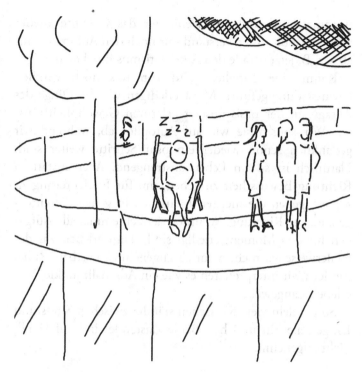

Abb. 2.4 Überall

gleich bewegen, wer steuert dann die einzelnen Abläufe? Wenn gleich jemand mit Ihnen redet, wer wählt dann bewusst die Worte für eine Antwort? Wenn Sie Auto fahren und gleichzeitig das Radio läuft, wer steuert dann was?

Jeder von uns erledigt pro Tag Tausende von Einzelhandlungen, die wir früh gelernt und dann verinnerlicht haben. Der menschliche Verstand ist so konstruiert, dass er Gelerntes abspeichert und durch Wiederholung zum

Automatismus umbaut. Wenn wir das Gelernte wieder abrufen, spult unser Verstand nur noch den Automatismus ab – z. B. jetzt gerade den Automatismus fürs Lesen.

Kaum eine Tätigkeit wird von uns noch wirklich bewusst durchgeführt. Meist erledigen wir die Dinge des Alltags auf der Basis unserer gelernten Gewohnheitsmuster. Wir spulen sie wie auf Autopilot ab, während wir gedanklich schon wieder ein paar Schritte weiter sind. Natürlich ist so ein Leben anstrengend. Aber anstatt in Richtung Bewusstheit zu gehen, um für Erleichterung zu sorgen, gehen die meisten Menschen in genau die entgegengesetzte Richtung. Wenn tatsächlich einmal alle Aufgaben für den Moment erledigt sind, dann erleben wir das fatalerweise gar nicht mehr als angenehme, kostbare Ruhe, sondern wir interpretieren es wie ein Adrenalinjunkie: Wir erleben Langeweile.

So pendeln viele Menschen ständig zwischen Stress und Langeweile hin und her. Beide Zustände sind auf Dauer nicht angenehm.

Aber Schlafen ist doch so schön!

Selbst wenn Sie das Vorangegangene bestätigen konnten und nun für einen Moment die Problematik im Bewusstsein haben, dass wir einen sehr großen Teil unseres Lebens im direkten oder im indirekten Sinne verschlafen, so werden Sie wahrscheinlich doch am Sonntagmorgen gerne im Bett liegen und schlafen. „Ausschlafen" ist ein magischer Begriff. *Ausschlafen, wie herrlich. Endlich Ausschlafen!* Ausschlafen klingt wie eine Belohnung. So verlockend.

Endlich mal Ruhe, endlich mal nichts tun. Erholung. Eingebettet sein, umhüllt sein. Selig schlummern. Stimmen Sie zu?

Jeder, der schon mal unter Schlafstörungen gelitten hat, weiß, wie viel ein guter Nachtschlaf wert sein kann. Und unsere Stresskultur ist neben unserer Neigung, innerlich Stress zu produzieren, mitverantwortlich für das Massenphänomen Schlafstörungen. Das soll aber nicht darüber hinwegtäuschen, dass Schlaf keine Belohnung sein sollte, kein Sehnsuchtsziel, keine Fluchtinsel des Endlich-nicht-mehr-Fühlens und auch kein Lebensmittelpunkt. Schlaf ist ein menschliches Bedürfnis, das unsere Achtsamkeit erfordert.

Im Gegensatz zum Ausschlafendürfen klingt der Satz „Morgen muss ich früh aufstehen" wie eine Bestrafung. Das Thema bedarf eigentlich einer Grundsatzklärung: Möchten Sie bewusst, wach und frei leben, oder möchten Sie dahindämmern, verschlafen und tot sein? Nicht ohne Grund wird der Schlaf oft mit dem Tod in Verbindung gebracht: Der Tod ist „Schlafes Bruder".

Unser Bewusstsein ist nicht nur ein Rätsel

Unser Bewusstsein kann viele verschiedene Zustände aufweisen. Im Tod werden wir unser Bewusstsein, wie wir es kennen, verlieren. Das ist ein Vorgang, der auf den dynamischen Charakter unseres Bewusstseins hinweist. Schließlich kann unser Bewusstsein sich sehr unterschiedlich verhalten. Es kann sich sehr zurückziehen, und wir erleben Tiefschlaf. Wenn es in anderen Schlafphasen wieder aktiver wird, kommen die Träume. Aktiviert sich das Bewusstsein noch mehr, werden wir bewusst, wir erwachen aus dem Schlaf. Aber auch dann verändert sich das Bewusstsein immer wieder. Es kann weiter gesteigert sein, und wir erleben ein Niveau der Konzentrationsfähigkeit, in dessen Nähe auch das Urlaubsbewusstsein angesiedelt werden kann. Wenn es sich noch weiter steigert, empfinden wir Überforderung. Natürlich bestehen noch viele weitere Abstufungen unseres Bewusstseins. Wir haben einige davon schon beim Thema „Anstrengungsleiter" kennengelernt.

Die entscheidende Frage ist: Wer regelt das Niveau unseres Bewusstseins? Und damit verbunden ist natürlich auch die Frage: Wer steuert uns?

Tatsächlich verfügen alle Menschen über die Veranlagung zur Selbstregulation. Aber leider lernen wir in der Schule alles Mögliche, nur nicht die Grundlagen eines selbstbestimmten, glücklichen und befreiten Lebens. Aber es ist nie zu spät. Um diesen Weg beschreiten zu können, bedarf es jedoch Ihrer grundsätzlichen Entscheidung über die Art, wie Sie leben möchten: wach oder schlafend?

Da dieser Aspekt so überaus wichtig ist, möchte ich noch ein paar Punkte als Entscheidungshilfen erwähnen. Zuerst einmal erleben viele Menschen die Momente im Leben, in denen sie Zeit für sich haben, in denen keine Verpflichtungen und Termine anstehen, als sehr bedeutungsvoll. Sie werden herbeigesehnt, wir erleben lange vorher angenehme Vorfreude. *Ah, bald ist Wochenende. Super, nächste Woche ist der Donnerstag ein Feiertag. Juhu, nur noch fünf Wochen, dann fahren wir in den Urlaub.* Solche

Empfindungen gibt es auch im „Kleinformat", etwa wenn wir uns auf den Feierabend freuen.

Es ist interessant zu betrachten, auf welche Weise viele von uns ihre „Zeitinseln" im Alltag nutzen. Die Neigung, sich zu betäuben, wurde hier schon beschrieben. Natürlich erleben Sie solche „freien" Zeiten als kostbar, weil Sie den Blick dafür verloren haben, dass jede Minute und jeder Augenblick des Lebens kostbar sind. Wir wenden unseren Blick ab vom kostbaren Hier und Jetzt und träumen vom nächsten Urlaub. Wir lehnen oft ab, was jetzt gerade passiert, und begeben uns stattdessen auf eine Zeitreise in eine hoffentlich schöne Zukunftssituation oder reisen zurück zu einer schönen Erinnerung. Unseren Körper lassen wir dabei unachtsam in der Gegenwart zurück. Dort soll er bitte schön funktionieren wie eine Maschine. Wir schalten auf Autopilot und benutzen unseren Geist, um uns von uns selbst wegzubringen.

Urlaub von sich selbst

„Urlaub" klingt immer gut, aber „Urlaub von sich selbst"? Das hört sich so an, als könnten wir uns selbst nicht ausstehen. Gemeint ist hier aber, dass es Anteile in uns gibt, die so viel Stress machen, Druck erzeugen und uns antreiben, dass wiederum andere Anteile in uns in regelmäßigen Abständen genug davon haben und eine Pause benötigen.

Diese Anteile in uns, die nach Abstand, Ruhe, Erholung und Abschalten verlangen, führen uns zu recht unterschiedlichen Ideen für die Umsetzung. Wir können auf vielfältige Weise Urlaub von uns selbst machen. Entweder versuchen wir im Alltag immer mal wieder Urlaub von uns selbst zu machen, oder wir versuchen, im Urlaub andere Seiten von uns auszuleben. Vielleicht leben Sie im Alltag sehr kontrolliert und planen daher gern Abenteuerurlaube. Vielleicht leben Sie Ihren Alltag sehr diszipliniert und möchten im Urlaub „die Sau herauslassen".

Es ist ein interessantes Phänomen, dass viele Menschen, die im Alltag unter Schmerzen leiden, sich im Urlaub fast schmerzfrei fühlen. Das bedeutet nicht, dass Schmerzen nur Einstellungssache sind, sondern vielmehr, dass die Schmerzgenese immer von mehreren Faktoren abhängig ist, unter anderem auch von der psychosomatischen Verfassung.

Das Phänomen „Urlaub von sich selbst" scheint etwas allgemein Menschliches zu sein. Anscheinend möchte uns ein regelmäßig aufkeimender Impuls dazu bringen, uns selbst immer mal wieder loszulassen. Bei vielen von uns wird dieser Impuls wahrscheinlich durch Dauerstress und ein sehr ritualisiertes Leben begünstigt. Sicherlich spielen auch Frustration und Enttäuschung eine große Rolle. Wenn unsere Erwartungen an uns selbst, also unser Selbstideal oder idealisiertes Selbstbild, kaum noch Überschneidungen mit der Realität aufzuweisen haben, dann treibt es viele von uns weg von der Realität.

Wenn Sie den Eindruck haben, dass Sie mehr funktionieren als bewusst zu leben, dann kennen Sie bestimmt auch diese inneren Impulse, die Sie immer wieder von Ihren gewohnten Wegen abbringen möchten. Für diese kleinen „Aussetzer" suchen sich viele allerdings den schnellsten und einfachsten Weg. Der Griff zum Alkohol und zu anderen Drogen zeigt eine unmittelbare Wirkung.

Diese schnelle Wirkung in Kombination mit einer permanenten Verfügbarkeit machen den Weg des Rauschs so extrem gefährlich. Wir müssen uns überhaupt nicht bemühen. An jeder Ecke erhalten wir, was wir möchten. Ein Griff, ein Schluck, und schon färbt sich alles schön relaxed ein.

Dabei entsteht dann eine Art von „Urlaubsfeeling", die dem Anliegen dieses Buches diametral entgegensteht. Die in unserer Gesellschaft angebotene Palette an legalen und illegalen Drogen ist wirklich recht groß. Übermäßiges Essen und ein erhöhter Süßigkeitenkonsum zählen auch dazu. Die große Vielfalt an oralen „Urlaubsmöglichkeiten" wird in unserer Kultur geradezu zelebriert.

Zudem kommen immer wieder neue Möglichkeiten hinzu, wie wir uns von uns selbst entfernen können. Die Unterhaltungsbranche ist ein Milliardengeschäft mit der menschlichen Neigung, in unbewusste Zustände zu flüchten. Urlaub von sich selbst existiert heute in ganz neuen Dimensionen.

Avatar werden

Wer nach Urlaub von seiner gewöhnlichen Existenz sucht, muss sich nur in eines der vielen Computerspiele einloggen. Wir können eine andere Identität wählen und dann mit jeder Spielstunde intensiver in dieses Parallel-Ich eintauchen. Wir schlüpfen in die Rolle unseres gewählten Avatars und verschmelzen mit ihm. In der digitalen Welt können wir dann so viele Facetten von uns aktivieren und ausleben, wie das Spiel hergibt. Und die Grenzen des digitalen Kosmos werden immer weiter. Hier sollten wir aber beachten, dass wir mit unserem gesamten Potenzial an solche Spiele herangehen. Jeder Mensch besitzt z. B. das Potenzial und die Veranlagung zum Töten. Wenn nun, wie bei vielen jungen oder von Dauerstress geplagten Menschen, keine adäquaten Selbststeuerungsressourcen kompensierend wirken können, werden durch digitale Stimulation scheinbar unbemerkt sehr gefährliche menschliche Veranlagungen stimuliert.

Viele, die den Urlaub von sich selbst in solchen digitalen Spielen suchen, gehen auf eine Reise, von der sie als ein anderer oder eine andere zurückkommen können. Spielen Sie solche Spiele eine Weile, und prüfen Sie sehr genau, welche Auswirkungen Sie wahrnehmen. Blicken Sie tief in den Spiegel, nachdem Sie auf diese Weise Urlaub von sich selbst genommen haben. Und prüfen Sie die Wirkung bitte noch genauer, wenn Sie Ihren Kindern gestatten, mit solchen Spielen Urlaub von sich selbst zu nehmen.

Andere Wege, die den Urlaub von uns selbst begünstigen, sind nicht so einfach wie der Konsum von Substanzen oder Computerspielen, da wir dafür aktiver werden müssen. Hier sind z. B. Musikmachen, Tanzen, Meditation oder Ausdauersport gemeint. Ich möchte unterstreichen, dass diese „Urlaubsvarianten" sehr unterschiedliche Wirkungen zeigen und daher sehr verschieden zu bewerten sind. Wir können sie dazu missbrauchen, noch unbewusster zu werden und wegzudämmern, oder auf diesem Weg zu mehr Bewusstsein kommen. Ein und dieselbe Tätigkeit kann uns helfen, bewusster zu werden oder eben dumpfer.

- *Alternative A:* Einige Urlaubsvarianten führen uns in die Betäubung. Hier variieren wir eigentlich nur unsere Unbewusstheit. Dieser Weg führt uns nur vom unbewussten Stressfunktionieren zum unbewussten Betäubtsein im Rausch. Von Zeit zu Zeit erwachen wir für einen kurzen Augenblick und wundern uns dann, wie schnell doch die Zeit vergeht. Wir lehnen uns dann etwas beunruhigt zurück und stoßen auf das an, was die Zukunft wohl noch bringen wird.

- *Alternative B:* Urlaubsvarianten, die uns nicht betäuben, führen uns weg von den alltäglichen Automatismen und hin zu mehr Bewusstsein und Wachheit. Hier sind insbesondere die Meditation und Achtsamkeitsverfahren zu nennen. Aber mit sehr viel Bewusstheit können wir auch Tanz, Musik, Sex und Sport dazu nutzen, den Kontakt zu uns selbst bewusster zu gestalten.

Der Unterschied macht den Unterschied

Der Impuls in Ihnen, der Sie zu einem Urlaub von sich selbst anregen möchte, ist ein universell menschlicher. Aber die individuelle Verfassung, die individuellen Gewohnheitsmuster, auch die Muster des individuellen Umfeldes geben oft schon vor, welche Mittel für die „Urlaubsreise" genutzt werden.

Prüfen Sie das bitte für sich selbst möglichst kritisch. Welche Wege und Mittel nutzen Sie, um immer wieder kurz Urlaub von sich selbst zu machen?

Egal, zu welchen Ergebnissen Sie gekommen sind: Höchstwahrscheinlich werden Ihre „Urlaubsstrategien" Sie immer nur zu einem Kurzurlaub bringen.

Der Titel dieses Buchs eröffnet ein deutlich größeres Möglichkeitsfeld. *Wenn Ihr Leben zum Urlaub wird* verspricht eine Option, die auf viele von uns utopisch wirkt. Das ganze Leben ein Urlaub? Ich möchte immer wieder daran erinnern, dass wir hier über *innere* Zustände sprechen. Es geht also darum, in sich einen Bewusstseinszustand zu kultivieren, der durch Offenheit, Klarheit, Flexibilität und Leichtigkeit geprägt ist. Ein Zustand, wie er sich in einem guten, erholsamen Urlaub manchmal einstellt. Und genau das macht eben den Unterschied. Einige Mittel und Wege führen zu Offenheit, Klarheit, Flexibilität und Leichtigkeit, und andere Mittel und Wege führen in die Gegenrichtung.

Was ist nun das Urlaubsbewusstsein?

Bislang haben wir ein paar Punkte ausgeräumt, um zu verdeutlichen, was *nicht* gemeint ist. Zudem wurden Qualitäten erwähnt, wie z. B. Offenheit, Klarheit, Flexibilität und Leichtigkeit.

Das Urlaubsbewusstsein ist etwas, das ausnahmslos jeder Mensch, zumindest als Veranlagung, in sich trägt. Daher muss es eigentlich „nur" gezielt gefördert, stimuliert und trainiert werden, damit es von einer Veranlagung zum „Sprössling" und schließlich zu einer immer stabileren und Halt gebenden inneren Struktur werden kann. Dieser Punkt ist sehr bedeutsam, denn er zeigt uns, dass wir mit dem Training einer solchen Fähigkeit eben nicht nur über ein spontanes Verhalten sprechen. Die regelmäßigen Übungen schaffen eine neurologische Struktur. So wird ein Verhalten zur inneren Haltung, also zu einer Persönlichkeitseigenschaft.

Jedes Verhalten und insbesondere eines, das auf einer relativ stabilen Eigenschaft beruht, basiert auf einer messbaren und im Computertomografen sogar sichtbaren materiellen neuronalen Struktur. Ebenso wie wir durch Fingerübungen entsprechende Hirnareale stimulieren und dadurch deren Ausdifferenzierung bewirken, können wir mit sehr ähnlichen Prinzipien jede gewünschte Eigenschaft in uns stabilisieren. Wir können die inneren Areale stimulieren, die uns Freude bereiten oder uns Mitgefühl vermitteln. Es handelt sich also nicht um irgendeinen Psychotrick, sondern um ein Verfahren, das zu objektiv überprüfbaren Ergebnissen führt.

Meine Anregung für das Ziel des Urlaubsbewusstseins beinhaltet die Eigenschaften der Leichtigkeit, der Flexibilität, der Klarheit und der Offenheit. Aber vielleicht finden Sie für sich zusätzliche oder andere Kombinationen hilfreicher. Die Qualität dieses Buch könnte nun daran gemessen werden, ob Sie hier genügend Anregungen erhalten, um die einzelnen Qualitäten oder Eigenschaften wie Leichtigkeit, Flexibilität, Klarheit und Offenheit, die zusammen das Urlaubsbewusstsein ausmachen, in sich zu gestalten. Wir werden uns dafür einige Erfahrungswerte anschauen, aber es ist auch lohnenswert, Folgendes zu prüfen:

- Was genau bedeutet Leichtigkeit für Sie, und was behindert und was fördert sie?
- Was genau bedeutet Flexibilität für Sie, und was behindert und was fördert sie?

- Was genau bedeutet Klarheit für Sie, und was behindert und was fördert sie?
- Was genau bedeutet Offenheit für Sie, und was behindert und was fördert sie?

Und wenn Sie noch eine andere Qualität identifiziert haben, die für Ihr inneres Urlaubsbewusstsein hilfreich ist, dann setzen Sie sie gerne ein:

- Was genau bedeutet ... für Sie, und wodurch wird diese Qualität gefördert, wodurch wird sie behindert?

Natürlich lassen sich solche Sätze schnell schreiben und lesen. Wenn Sie diese Fragen wirklich beantworten möchten, dann sollten Sie sich jeden einzelnen Satz genauer anschauen und mit genügend Zeit bearbeiten.

Was genau bedeutet Leichtigkeit für Sie? Wie fühlt sie sich genau an? Wo im Körper können Sie Leichtigkeit spüren? Mit welchen Gedanken ist sie verbunden? Mit welchen Emotionen geht sie einher? Auch entsprechende Erinnerungen können hilfreich sein. Versuchen Sie, die Empfindung von Leichtigkeit möglichst intensiv und konkret werden zu lassen. Spüren Sie sie in sich? Bestätigen Sie es sich selbst. Geben Sie Ihrem Empfinden einen Namen: Leichtigkeit – oder Urlaubsbewusstsein. Wenn Sie das oft wiederholen, werden Sie merken, dass Sie nicht immer äußere Situationen benötigen, um innere Empfindungen zu erzeugen.

Was behindert Leichtigkeit konkret? Natürlich gehört dazu auch, einmal kritisch zu prüfen, wie und wo genau Sie sich selbst blockieren und behindern. Was fördert

Leichtigkeit konkret? Anfangs können hier auch günstige äußere Rahmenbedingungen genutzt werden, die Leichtigkeit fördern.

Nachdem Sie die Leichtigkeit in sich entdecken konnten, wenden Sie sich der Flexibilität und dann der Klarheit und der Offenheit zu.

Sie sehen, es ist schon eine richtiggehende Bearbeitung notwendig, wenn Sie ein inneres Gebilde wie das Urlaubsbewusstsein fördern möchten. Generell wird uns dieser Weg etwas von äußeren Begebenheiten wegführen, denn schließlich möchten wir uns aus Abhängigkeiten lösen.

Es folgen noch weitere konkrete Anregungen, um dem Phänomen des Urlaubsbewusstseins auf die Spur zu kommen. Vorher möchte ich aber die Bedeutung der Eigenverantwortung nochmals unterstreichen und einbetten in bedeutsame Wirkzusammenhänge. Schließlich existieren unsere Handlungen nicht in einem luftleeren Raum, sondern sind Teil unseres Lebens.

Urlaub ist da, wo wir nicht sind

Diese Zwischenüberschrift klingt irgendwie unangenehm. Vielleicht halten Sie dagegen, dass Sie sehr wohl schon oft in den Urlaub gereist sind und dort auch selbst anwesend waren. Aber es heißt auch, dass man nicht vor sich selbst fliehen kann, auch nicht in den Urlaub. Jeder nimmt sich selbst mit. Um aber im Urlaub nicht von sich selbst belästigt zu werden, nicht von den Alltagssorgen und den eigenen schwierigen Verhaltensweisen mit eingeschränkten Selbststeuerungsmöglichkeiten genervt zu werden, lieben viele den All-inclusive-Urlaub. Zum Frühstück ein paar Gläschen Sekt, dann am Pool leckere Cocktails, das reichhaltige Essen ... Und so können wir die Heimatpersönlichkeit scheinbar nach Hause schicken.

Alternativ können wir im Urlaub natürlich auch immer auf Achse bleiben und für ständig neue Reize sorgen. Von einem Action-Event zur nächsten Beachparty, kurz im Liegestuhl dösen, dann zum Essen, dann durch die Klubs ziehen.

Auch die „Kultivierten" unter uns erleben Ähnliches. Schließlich liefert ein guter Reiseführer uns eine lange Liste an Sehenswürdigkeiten, die wir unbedingt besucht haben müssen. Die gilt es abzuarbeiten. Diese stete Stimulation kann unseren ruhelosen Geist ebenso eintrüben wie der All-inclusive-Konsum.

Unser Bewusstsein ist durch stete Stimulation und Bewegung konfus. Aktivieren Sie, auch wenn Sie eine Reise machen, Ihr Urlaubsbewusstsein. Gerade an Bahnhöfen, die durch wuseliges Gedränge geprägt sind, kann es hilfreich sein, bei sich selbst zu bleiben, durchzuatmen und das Urlaubsbewusstsein zu aktivieren.

Urlaub in der Stille

Das Urlaubsbewusstsein, das all den eben beschriebenen Trouble hinter sich zu lassen imstande ist, schlummert in uns. Es ist bereits da. Es wartet auf uns. Aber es ist nicht aufdringlich, es ist nicht dominant, es hat keinerlei Ambitionen, sich in den Vordergrund zu drängen. Ganz im Gegenteil: Es ist still und abwartend und anfangs auch noch recht fragil. Um es wahrnehmen zu können, ist es unumgänglich, dass wir uns ihm annähern und nicht darauf warten, dass es sich *uns* annähert. Das wird nicht geschehen. Dafür ist das Urlaubsbewusstsein noch ein zu kleines, instabiles neuronales Gebilde.

Beides sollte Ihnen sehr bewusst sein: dass es anfangs noch sehr schwach ist und dass es sich nicht um eine eingebildete Psychogeschichte handelt. Das Urlaubsbewusstsein ist eine messbare physikalische, materielle, neuronale Struktur in Ihrem Gehirn.

Wenn Sie also Ihr eigenes Urlaubsbewusstsein kennenlernen möchten, dann werden Sie einen Weg in die innere Stille finden müssen. Das bedeutet nicht, dass Sie Ihr Urlaubsbewusstsein nur in der Stille nutzen könnten, sondern nur, dass wir diese Stille anfangs benötigen: für den Erstkontakt und die ersten Stimulationen. Ist Ihr Urlaubsbewusstsein erst kräftig gewachsen, können Sie es in jeder Alltagssituation aktivieren.

Da dieses Buch wie ein Reiseführer wirken möchte, erhalten Sie für diesen Weg einige konkrete Hinweise. Aber das ersetzt nicht Ihre eigene Entscheidung für diesen Weg. Niemand wird Sie dorthin tragen. Und um auf dem Weg voranzukommen, bedarf es Ihrer klaren Motivation. Wenn es momentan nur zu einer „Na-ja"-Motivation reicht, dann werden Sie eben nur die Theorie kennenlernen. Vielleicht greifen Sie dann zu einem späteren Zeitpunkt auf die Wegbeschreibung zurück. Vielleicht dann, wenn Sie bereit dazu sind, die Stille in sich auszuhalten.

Der Zugang zu dieser Stille führt nämlich nicht sofort in die Stille hinein. Zuerst werden wir mit unseren „lärmenden" Gedanken konfrontiert. Wenn wir in uns hineinschauen, dann entdecken wir zuerst viel Unaufgeräumtes, vieles, das durcheinandergeht.

Achtsame Selbststeuerung hilft Ihnen dabei, zuerst nur in der Beobachterposition zu bleiben. Verabschieden Sie sich von dem Anspruch, sofortige innere Ruhe erzeugen zu wollen. Es ist vielmehr ein wenig so wie in der Hundeerziehung: Zuerst ist es chaotisch. Wir benötigen Geduld und liebende Zuwendung.

Urlaub ist da, wo es keine Formen gibt

Haben Sie auch schon mal Menschen beobachtet, die im Urlaub ihre Umgangsformen verlieren, weil sie meinen, dass das im Urlaub irgendwie okay wäre? Das ist ein Beispiel dafür, dass wir als Menschen immer auch unterhalb des Erwachsenenniveaus in den infantilen oder sogar in den animalischen Bereich zurückfallen können. Ich möchte hier einen Bereich ansprechen, der *oberhalb* des Erwachsenenniveaus angesiedelt ist.

Natürlich sind Umgangsformen nur ein sehr kleiner Teil innerhalb der Welt der Formen. Wir erschaffen unsere Formenwelt kontinuierlich. Die begrifflichen Formen, die Wörter, bestimmen sehr stark unser Denken. Die Objekte unseres Lebens, die Wohnung, die Kleidung – alles sind Formen. Ihr Körper ist Form. Suchen Sie doch einmal nach etwas in Ihrem Leben, das keine Form besitzt.

Ihre Gedanken? Nein, leider, auch die finden eine Ausdrucksform, entweder eine Bild- oder eine Begriffs- oder Sprachform. Weil wir vollkommen in die Welt der Formen verwoben sind, werden wir auch so durchdringend davon in Anspruch genommen. Selbst wenn wir Momente der Ruhe hätten, produziert unser Verstand unablässig Formen: unsere Gedanken in *Form* von Bewertungen, Erinnerungen, Sehnsüchten, Tagträumen, Plänen, Grübeleien, Begehrlichkeiten, Abneigungen, Appellen oder Selbstinstruktionen. Die Liste ist beliebig lang.

Solange unser Geist unkontrolliert Formen produziert, wird er an seinen eigenen Produkten auch anhaften. Sie erleben eine Situation, Ihr Geist produziert dazu eine gedankliche Form, und Sie sind sich ganz sicher, dass das vollkommen richtig ist. Die unkontrollierte Gedankenproduktion ist aber wie ein intensives Wühlen im Meeresboden. Die aufgewirbelten Partikel (Gedanken) trüben unsere klare Sicht. Unsere Einsicht ist tatsächlich am besten, wenn wir nicht unablässig Gedanken produzieren, sondern in uns Ruhe und Stille erfahren.

Solange unser Geist an der Welt der Formen haftet, verdunkelt sich unser Urlaubsbewusstsein. Dafür müssen nicht einmal Probleme auftauchen. Selbst wenn wir im Urlaub bestes Wetter, gutes Essen und ein schönes Domizil haben und liebe Menschen um uns herum sind, reicht oft ein Blick in ein Schaufenster, und schon haftet unser Geist wieder an Formen, die uns magisch anziehen und Begehrlichkeiten wecken. Und dann ist Schluss mit der inneren Urlaubsruhe.

Wenn wir in einer Welt voller Formen „leben", taucht sicherlich die Frage auf, ob es eine Welt ohne Formen geben kann. Den Begriff „leben" habe ich in Anführungsstriche gesetzt, weil wir in der Welt der Formen eher funktionieren, als wirklich – also *bewusst* – zu leben.

Das Urlaubsbewusstsein wartet hinter der Welt der Formen

Wo finden wir die Tür, durch die wir die Welt der Formen zumindest immer mal wieder verlassen können? Wir können leider nicht wie Neo in dem Film *Matrix* einfach eine Pille einwerfen, und schon erwachen wir in der „wirklichen Welt". Unsere Formenwelt soll hier auch gar nicht in ein zu schlechtes Licht gerückt werden. Es geht nicht so sehr darum, diese Welt loszuwerden, sondern darum, sie uns bewusst zu machen. Wir können in der Formenwelt genießen und Spaß haben. Und das umso mehr und umso sicherer, je bewusster wir dies bewerkstelligen.

Der bewusste Umgang mit Formen ist also eine wesentliche Maßnahme und liefert Möglichkeiten zu intensiver Übung. Wenn Sie sich mal wieder aufregen, dann treten Sie einen Schritt zurück und realisieren Sie die Existenz der gegenwärtigen Formen. Die gehörten scheinbaren Provokationen sind nur Formen: Wörter und Begriffe. Erst wenn Sie sich auf die Formen stürzen, beginnen die Probleme.

Vielleicht sind Sie skeptisch und möchten einwenden, dass Sie die Dinge doch ernst nehmen müssen. Übersehen Sie dabei bitte nicht, dass eine Geiseseintrübung keine Hilfe ist. Erst ein klarer, offener, gelassener und bewusster Geist, eben unser Urlaubsbewusstsein, versetzt Sie in die Lage, Probleme kompetent zu lösen.

Eigene Erfahrungen machen

Einen Zugang zu einem Erfahrungsbereich jenseits der Formen bietet uns seit vielen Jahrhunderten die Meditation. Meditation bedeutet nämlich nicht, sich vorzustellen, dass man auf einer Blumenwiese liegt. Meditation bedeutet vielmehr eine Kontaktaufnahme mit Ihrem inneren Formengeber, dem Verstand oder Geist. Zuerst erlernen Sie die bewertungsfreie Beobachtung der Formenproduktion. Das hört sich zugegebenermaßen leichter an, als es ist. Sobald wir die Augen schließen und in eine meditative Stille eintreten möchten, bemerken wir den Strom unserer Gedanken. Diese Formen steigen in uns auf wie Perlen in einem Glas Mineralwasser. Wir bemerken das selbst meist nur in den seltenen Momenten, in denen wir zur Ruhe kommen möchten, etwa abends vor dem Einschlafen bzw. bei dem erfolglosen Versuch, einzuschlafen.

Unsere Gedanken manipulieren uns maximal. Sie entscheiden sehr stark darüber, wie wir die Welt wahrnehmen und wie wir in ihr leben. Deshalb sollten wir eigentlich lernen, die Abläufe in unserem „Oberstübchen" etwas besser zu lenken.

Die Meditation ist einer der Königswege für dieses Unterfangen. Die körperliche Beruhigung im Verlauf einer Meditation und die bewusste Atmung führen uns auf einen Übungsweg, auf dem wir uns zuerst unserer Formenproduktion, unserer Gedanken, bewusst werden und in Verbindung damit auch sensibel dafür werden, wir stark wir unsere Wahrnehmungen bewerten. So beobachten wir anfangs nur die Formen und unsere Bewertungen. Mit der

Zeit lernen wir, uns davon zu distanzieren. Unsere Neigung zum Bewerten nimmt ab. Wenn wir das ein wenig üben, werden uns auch unsere alltäglichen Bewertungszwänge immer auffälliger. *Es regnet, das ist aber ... Die Ampel ist rot, das ist aber ... Da kackt gerade ein Hund mitten auf den Weg, das ist aber ... Ich muss heute Überstunden machen, das ist aber ... Die Sonne scheint auf den Tisch, das ist aber ... Die Vorhänge sind rot, das ist aber ... Der Nachbar lächelt, das ist aber ...*

Unser Tag ist randvoll mit solchen Bewertungen. Wenn Sie das einmal intensiv wahrnehmen, prüfen Sie bitte selbst den Sinn eines solchen, meist völlig unbewussten, automatisierten Verhaltens. Viele Menschen erleben das als problematisch. Was meinen Sie? Mögen Sie es ändern? Geht das?

Wir beginnen bei uns selbst

Bevor wir uns im nächsten Kapitel weitere konkrete „Urlaubsstrategien" anschauen (schließlich möchte ich Ihnen nicht vorenthalten, über welche Mittel und Wege auch Sie in den Genuss von „Dauerurlaub" kommen können), möchte ich Ihnen demonstrieren, dass es keinen einfachen Psychotrick gibt, der mal eben eingesetzt wird, und alles ist plötzlich wie im Urlaub. Die folgende Grafik (Abb. 2.5) zeigt Ihnen sehr deutlich, worauf ich hinweisen möchte. Rechts unten sehen Sie den Bereich der Übungen, der immer schnell ins Visier genommen wird. Schließlich fragen Interessierte immer sofort: „Was muss ich tun, damit ich es schaffe? Und wie lange dauert es?"

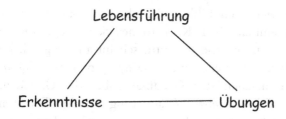

Abb. 2.5 Faktoren

Natürlich liegt darin ein Stück Wahrheit, denn ohne eigenes Handeln wird sich in uns keine nachhaltige Struktur, die Veränderungen hervorbringt, entwickeln können. Das darf aber nicht darüber hinwegtäuschen, dass es noch mindestens zwei weitere recht bedeutsame Bereiche gibt.

Die drei Bereiche der Grafik beeinflussen sich wechselseitig, und das wiederum entscheidet über den Erfolg oder Misserfolg innerhalb der einzelnen Bereiche und letztendlich über Erfolg oder Misserfolg für Sie und Ihr Handeln. So hat Ihre Lebensführung natürlich einen Einfluss auf Ihre Übungen.

Womöglich treffen auf Ihre Lebensführung einige der folgenden Punkte zu: Sie erfahren immer wieder Stress und machen sich auch selbst oft zusätzlichen Druck, Sie sehen gerne spannende Filme oder lesen entsprechende Literatur, Sie trinken Alkohol, konsumieren, was Ihnen gefällt, feiern gerne, und auch sonst lassen Sie wenig aus, um ein „intensives Leben" zu führen. Sie streben nach einem glücklichen Leben, werden aber immer wieder mit Schwierigkeiten konfrontiert.

Vielleicht hat selbst dieser relativ normale Lebensstil mittlerweile spürbare Konsequenzen hervorgebracht.

Viele Menschen fühlen sich überlastet. Dabei bedarf es nicht einmal einer Katastrophe: Schon der ganz normale Alltag in unserer Kultur scheint anstrengend. Einige Menschen versuchen nun, die Symptome zu bekämpfen, andere machen sich Gedanken über die Ursachen. In jedem Fall entstehen Veränderungsimpulse. Die wenigsten möchten natürlich ihren Lebensstil ändern, stattdessen sollen wirkungsvolle Übungen quasi wie ein mächtiges Medikament alles ausgleichen.

Vielleicht sehen Sie sich aber auch in einem anderen Licht und meinen, dass Ihr Lebensstil okay sei. Auch wenn das zutrifft, so besteht doch immer eine untrennbare Verknüpfung zwischen Ihren Übungsbemühungen und dem, was Sie im Leben sonst noch tun. Achten Sie darauf, dass Ihr Lebensstil Ihre Bemühungen nicht behindert.

Wenn Sie aber Ihren Lebensstil verändern wollen, dann versuchen Sie bitte keine Extremvarianten. Ein erster bedeutsamer Schritt besteht immer darin, die Zusammenhänge von dem, was Sie tun, nachzuvollziehen. So können Sie den Verlauf Ihrer Bemühungen viel besser einordnen. Sie werden unweigerlich Übungsmomente erleben, denen ein wenig mehr Ruhe oder achtsame Selbstfürsorge vorausgegangen ist, und Sie werden Übungsmomente erleben, denen Stress und unachtsamer Konsum vorausgegangen sind. Sie werden beim Üben jeweils zu sehr verschiedenen Ergebnissen kommen. Und das führt zu Erfahrungen und Erkenntnissen, auf deren Basis Sie dann viel leichter Entscheidungen bezüglich Ihres Lebensstils treffen können.

Auf der Basis von Anregungen, insbesondere aber auf der Basis Ihrer eigenen Erfahrungen können sich

Erkenntnisse, Lebensstil und *Übungen* sinnvoll und hilfreich verflechten. *Erkenntnisse* beziehen sich also zum einen auf Ihre eigenen Erfahrungen, aber in diesen Bereich gehören auch Wissensinhalte, die Sie sich z. B. durch inspirierende Literatur, Seminare oder durch Lehrer- oder Trainerkontakte aneignen.

Mit der Verdeutlichung dieser Verbindungen und Wechselwirkungen möchte ich Ihnen nahebringen, dass auch regelmäßig durchgeführte heilsame Übungen, wenn sie quasi isoliert vom sonstigen Lebensstil stattfinden, nur in den seltensten Fällen ausreichen, um das Gesamtempfinden eines Menschen nachhaltig zu verändern. Deshalb funktionieren „Psychotricks" nicht. Verstehen Sie diesen Hinweis bitte lediglich als Erfahrungsweitergabe. Es gibt keine rigiden Regeln, sondern nur die Anregung, selbstkritisch das eigene Verhalten zu prüfen und dann eigene Entscheidungen zu treffen. Viele Menschen hören nach einiger Zeit mit heilsamen Übungen auf, weil sie meinen, dass sie nicht wirken, und merken dabei oft nicht, dass das Problem an anderer Stelle zu finden ist. Sehr oft hat es mit dem Lebensstil zu tun, aber natürlich sind auch zurückliegende Erfahrungen relevant.

Wenn Sie also Ihr Urlaubsbewusstsein festigen möchten, sollten Sie sowohl Ihre Lebensführung auf Tendenzen prüfen, die Ihren Übungen entgegenwirken könnten, als auch Ihre Erkenntnisse, die sich auch als Erwartungen und demzufolge als Motivation manifestieren. Wenn z. B. starke Zweifel Ihre Motivation einschränken, holen Sie sich erst genügend Informationen, damit Ihr Erkennen des heilsamen Weges und vor allen Dingen das Wissen um Ihre Entwicklungspotenziale stabiler werden und

Sie sich sicherer und zuversichtlicher fühlen können. Ein weiterer bedeutsamer Faktor für Erfolg und Misserfolg ist die Überprüfung der inneren Impulse. Hier ist besonders zu beachten, welcher Ego-Anteil sich für die jeweilige Situation aktiviert hat. Prüfen Sie bitte selbstkritisch, ob vor Ihren Übungen Ihr innerer Antreiber, Ihr innerer Pedant, Ihr innerer Perfektionist, Ihr innerer Zweifler oder Ihr innerer Faulpelz das Kommando übernommen haben. Solche Persönlichkeitsanteile sind in unserem Alltag oft aktiv und verhaltensdominant. Und alles, was wir regelmäßig wiederholen, wird sich festigen und bei jeder weiteren Gelegenheit vorrangig aktiviert.

Es wurde ja schon erläutert, dass unser Urlaubsbewusstsein sich weder von Druck machenden noch von trägen Ego-Anteilen kultivieren lässt. Im Gegenteil: Es verabschiedet sich einfach. Vielleicht regt das nächste Kapitel in Ihnen Erkenntnisse an, die Sie für Ihren Lebensstil und Ihre Übungen nutzen können.

3

Das Urlaubsbewusstsein kultivieren

Ich möchte dieses Kapitel nutzen, um ein paar weitere, konkrete Anregungen für Ihren Weg zu mehr Urlaubsbewusstsein in Ihrem Leben zu verdeutlichen. Diese Anregungen sind in nur vier Bereiche gegliedert, die sogenannten vier Urlaubswahrheiten. Und jeder dieser Urlaubswahrheiten folgen eine oder mehrere Übungsmöglichkeiten zur aktiven Gestaltung und Stärkung Ihres Urlaubsbewusstseins.

Erste Urlaubswahrheit: Es gibt keinen Urlaub ohne Probleme

Soll uns schon der erste Satz demotivieren? Das klingt alles andere als erfreulich. Schließlich sollten doch im Urlaub keine Probleme auftauchen, oder zumindest sollte

© Springer-Verlag GmbH Deutschland 2017
M. Ennenbach, *Wie das Leben zum Urlaub wird*,
DOI 10.1007/978-3-662-54271-2_3

das Urlaubsbewusstsein dafür sorgen, dass wir alles locker sehen, oder?

Nachfolgend möchte ich diesen ersten, scheinbar negativen Eindruck ins Gegenteil umzukehren versuchen. Unterstützend möchte ich Ihnen die folgende Skizze anbieten (Abb. 3.1). Finden Sie diese Skizze deprimierend? Die Figur, die dort zu sehen ist, wirkt jedenfalls etwas niedergeschlagen. Aber warum?

Die meisten Menschen wünschen sich wohl einen sonnigen Urlaub und ein sonniges Urlaubsbewusstsein. Mit dieser sehr menschlichen Grundhaltung erzeugen wir aber einen Erwartungsdruck. Wir hegen Erwartungen, die erfüllt werden sollten. Aber dabei beziehen wir oft Faktoren ein, die hier symbolisch als Wolken dargestellt sind, Faktoren, die wir nicht kontrollieren können.

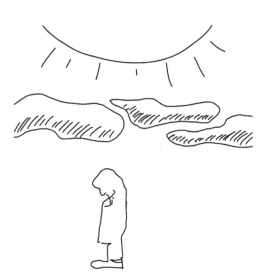

Abb. 3.1 Leiden

Alternativ können wir uns angewöhnen, Wolken und alles, wofür Wolken symbolisch stehen, als etwas Natürliches und vor allem als etwas Unvermeidbares anzusehen. Der Himmel ist nicht immer blau. Nur in der Wüste ist das so. Wenn Wolken aufziehen, verlieren wir oft aus dem Blick, dass Wolken auch wieder weiterziehen. Oft schauen wir dann nur noch auf die Wolken, verlieren den Blick für das Nächstliegende und leiden unter dieser Fixierung.

Schauen wir uns einmal ein paar „Wolken" an: Sie haben es eilig, und die ältere Dame an der Kasse vor Ihnen benötigt viel Zeit. Sie erwischen eine Rotphase, obwohl Sie schon spät dran sind. Sie müssen beim Arzt sehr lange warten. Ihr Partner wirkt auf Sie heute provozierend. Ihre Kollegen kritisieren Sie etc. Das sind alles Wirkfaktoren, die in uns dunkle Wolken produzieren können. Wenn Sie gegen solche und ähnliche Ereignisse einen inneren Widerstand spüren, wenn Sie also solche Geschehnisse am liebsten auflösen möchten und gerne hätten, dass so etwas zukünftig nicht mehr passiert, dann hat Ihr *naiver Idealismus* Sie voll im Griff. Dieser Idealismus erschafft in uns eine ideale Welt. Sie bemühen sich, also sollen sich gefälligst auch alle anderen bemühen.

Wenn Sie sich in Ihrem Leben und besonders in problematischen Situationen nur auf die Wolken konzentrieren, dann übersehen Sie die Tatsache, dass die Sonne unaufhörlich für uns scheint. Zumindest voraussichtlich noch ein paar Milliarden Jahre.

Wenn Ihre Umwelt Ihnen Wolken ins Gemüt schieben möchte, sollten Sie auf keinen Fall den damit verbundenen menschlichen Doppelfehler begehen und erstens mit einem Tunnelblick auf die Wolken reagieren und zweitens mit den eigenen ungünstigen Reaktionsweisen sogar noch weitere Wolken produzieren.

Unsere leidvollen Empfindungen bestehen immer aus zwei Anteilen: den tatsächlichen Gegebenheiten und unseren Reaktionen darauf. Das ist ein bedeutsames Phänomen, das unser Urlaubsbewusstsein völlig eintrüben kann: Wir produzieren einen Großteil der Wolken tatsächlich selbst. Das ist der Doppelfehler.

Nochmals: Der erste Fehler besteht darin, dass wir Wolken nicht mehr als natürliche Vorkommnisse erkennen können, sondern sie fehlinterpretieren. Wolken machen Probleme, also sollten sie vermieden werden. Das ist unser erster Fehler. Der zweite Fehler besteht darin, wie wir darauf reagieren, dass sich Wolken natürlich nicht an unsere fehlerhafte Sichtweise anpassen: Sie kommen einfach immer wieder. Darauf antworten wir mit zahlreichen unheilsamen Reaktionen, und der innere Himmel verdüstert sich noch mehr. Es donnert, und die ersten Blitze zeigen sich, aber wir fühlen uns vollkommen im Recht.

Es ist wichtig, die eigene Haltung gut zu justieren, denn es geht hier keinesfalls darum, dass Sie verrückterweise damit beginnen sollten, Wolken als etwas Wunderbares anzusehen: „Endlich gibt es wieder Probleme, super!" Nein, das ist nicht gemeint. Erkennen Sie stattdessen, dass Wolken normal und ein Teil der Natur sind. Zügeln Sie Ihren Idealismus, der vorgibt, wie gut alles zu funktionieren hat. Das erleichtert. Und deshalb ist die erste Urlaubswahrheit auch eine gute Wahrheit, denn sie möchte uns dazu einladen, quasi einen Gang herunterzuschalten. Das spart uns sehr viel Energie, die wir dann als Lebensenergie wieder spüren können.

Viele Situationen sind nicht eindeutig. Nur der Zustand unseres Geistes entscheidet darüber, wie wir eine Situation einschätzen. Stellen Sie sich vor, Sie müssten einen Vortrag halten. Sie könnten diese Situation als spannend und inspirierend erleben, als Möglichkeit, mit anderen in Kontakt zu treten. Dafür sollte ein hilfreicher Persönlichkeitsanteil aktiviert sein. Wenn aber Ihr innerer Angsthase das Sagen hat, werden solche Lebensereignisse vollkommen anders interpretiert und dann auch anders empfunden. Aber wie können wir das steuern? Dabei kann eine leichte kleine Übung helfen.

Die Okay-Übung

Führen Sie die folgenden drei Schritte durch:

1. Lockern Sie Ihre Muskeln, insbesondere im Gesicht und im Nacken- und Schulterbereich.
2. Atmen Sie bewusst und, wenn möglich, langsam, sanft und tief.
3. Sagen Sie zu sich selbst parallel zum Atmen und Lockern: „Es ist okay."

Diese Übung kann in wenigen Sekunden umgesetzt werden. Da Körper und Geist so intensiv miteinander verknüpft sind, kann die körperliche Lockerung die gewünschte geistige Lockerung sehr begünstigen. Wenden Sie die Okay-Übung in anspannenden Situationen an, und sammeln Sie Erfahrungen damit.

„Okay" bedeutet nicht, dass alles gut ist, aber es muss eben auch nicht schlecht sein, es ist okay. Damit lenken Sie Ihren Geist in Richtung Urlaubsbewusstsein. Oft lässt sich unser Geist nicht so einfach lenken. Aber wenn er bemerkt, dass auch der Körper lockerlässt, wird er sich unweigerlich anpassen. Es ist nämlich für den Geist unmöglich, angespannt zu bleiben, wenn der Körper sich entspannt. Oder haben Sie sich schon mal spürbar geärgert, während Ihr Körper total entspannt war? Prüfen Sie es gerne, es funktioniert nicht. Körper und Geist sind nämlich nicht getrennt, sondern bilden eine untrennbare Einheit. Geht einer von beiden in die Ruhe oder in die Anspannung, möchte der andere gerne folgen. Dieses Phänomen können wir uns zunutze machen, um unsere Selbststeuerung zu erhöhen.

Versuchen Sie gerne, die Okay-Übung in den nächsten Tagen, sooft es geht, zu wiederholen. Realisieren Sie unterstützend, dass alles, was wir wiederholen, sich in uns festigen wird. So kann aus einer einfachen Lockerungs- und Befreiungsübung mit der Zeit ein Gewohnheitsmuster werden. Und diese inneren Gewohnheitsmuster sind das Fundament unserer Persönlichkeit. So werden Sie von einem Menschen, der eine Okay-Übung trainiert, nach und nach zu einem Okay-Menschen. So festigen Sie Ihr Urlaubsbewusstsein:

- Sie werden kritisiert? Muskeln lockern, durchatmen, es ist okay.
- Der Körper schmerzt? Muskeln lockern, durchatmen, es ist okay.

- Sie müssen Überstunden machen? Muskeln lockern, durchatmen, es ist okay.
- Das Fahrrad wurde gestohlen? Muskeln lockern, durchatmen, es ist okay.

Wenn Sie in sich jetzt Widerstand spüren, dann ist das wahrscheinlich ein Indiz dafür, dass Sie relativ feste Vorstellungen davon haben, was gut ist und was nicht. Natürlich ist das auch oft sinnvoll. Andererseits erfahren wir durch unsere inneren Kategorisierungsmuster viel selbst gemachten Stress. Vielleicht hat Ihr Idealismus Sie auch schon fest im Griff.

Das alles basiert auf der Dynamik des menschlichen Egos. Sie werden in sich immer entsprechende Ego-Stimmen vernehmen, die Ihnen Kommentare liefern. *Wie soll ich denn da ruhig bleiben, wenn mir so ein Idiot das Fahrrad klaut?*

Probleme erzeugen in uns immer zuerst eine Eintrübung unseres Bewusstseins, und dann reagieren wir oft nicht mehr hilfreich. Das Urlaubsbewusstsein liegt dann hinter den von uns erzeugten Wolken und ist völlig eingenebelt. Es könnte eine Hilfe sein, wenn Sie sich öfter bewusst machen, welche Konsequenzen es hat, nach einem festen Muster zu reagieren. Spüren Sie einmal nach, wie enorm selbstschädigend es ist, wenn Sie im Falle eines Problems noch zusätzlichen Druck erzeugen. Es ist zwar eine menschliche Neigung, so zu reagieren, aber kein unumstößliches Naturgesetz. Wir können das ändern. Und diese Änderung möchte uns zuerst einmal aus einer Extremposition herausholen. Wir alle spannen uns zu schnell zu intensiv an. Die Änderung möchte uns jedoch nicht in eine andere Extremposition hineinbringen. Ebenso wenig geht es, wie schon erwähnt, um Dauerentspannung. Unser Ziel könnte ein mittlerer Weg, eine ausgewogene Haltung sein.

Sie müssen an die Wirkung der Okay-Übung übrigens nicht einfach glauben. Wagen Sie doch mal den Selbstversuch, und testen Sie am eigenen Leib, was so viele Menschen vor Ihnen schon als segensreich erfahren haben. Wenn Sie bald keine zusätzlichen „dunklen Wolken" mehr produzieren, werden Sie schneller das wechselhafte Wesen der Wolken erkennen können. Wolken bewegen sich meist. Und früher oder später geben sie den Blick wieder frei auf die Sonne, die immer da war. Mit der Zeit können Sie die Sonne selbst dann fühlen, wenn Wolken die Sicht versperren.

Um diesen heilsamen Übungsweg abzusichern, folgen weitere Urlaubswahrheiten mit Übungsalternativen. Die folgende Urlaubswahrheit wurde schon in der eben beschriebenen ersten Urlaubswahrheit eingeführt: Es geht um unsere Ego-Reaktionen.

Zweite Urlaubswahrheit: Wir selbst sind das Problem

Auch diese Wahrheit mögen wir eigentlich nicht gerne hören. Wir bemühen uns doch, und dann bekommen wir zu hören, dass wir selbst das Problem sind. Schauen wir uns also die Hintergründe an. Vielleicht ist es doch nicht so deprimierend. Schließlich kann das Erkennen der eigenen Verantwortung gleichzeitig auch neue Türen der Einflussnahme öffnen.

Viele von uns möchten sich im Urlaub einfach nur zurücklehnen und den Service genießen. Selbst wenn eine Serviette herunterfällt, erwarten einige, dass das Personal sie aufhebt. Viele Menschen haben anscheinend das Empfinden, dass sie im Alltag sehr geknechtet werden. So entsteht wieder diese innere Pendelbewegung, die dazu beiträgt, dass man sich im Urlaub nicht mehr wie ein Knecht, sondern wie ein Pascha aufführt. Wer aber auch im Alltag kein Knecht mehr sein möchte, der benötigt eine selbstkritische Haltung und die Bereitschaft, aus seinen alten Rollen herauszuwachsen.

Das Nachvollziehen der zweiten Urlaubswahrheit benötigt etwas Stärke, denn es setzt Selbstkritikfähigkeit voraus. Das klingt vielleicht logisch, aber Menschen mit geschwächtem Ego-Empfinden müssen sich selbst schützen, müssen ihr geschwächtes Ego schützen, und so wird Selbstkritik dann zu Recht vermieden.

Manchmal ist es hilfreich, das Ego vorher etwas aufzubauen, indem Sie eine Zeit lang sehr auf sich achten, insbesondere auf Ihre inneren Ego-Stimmen, die Wünsche äußern. Fördern Sie Ihr geschwächtes Ego so, wie Sie ein krankes Kind umsorgen würden.

Eine zusätzliche Erleichterung besteht darin, zu erkennen, dass die hier gleich beschriebene Selbstkritik auch im Erkennen der eigenen Handlungsmöglichkeiten liegt. Wenn wir selbst etwas mitverursacht haben, dann können wir auch Veränderungen bewirken. Wir haben Einfluss.

Um unser Urlaubsbewusstsein zu kultivieren, ist es wichtig, zu erkennen, was es normalerweise behindert. Sicherlich könnten wir hier ins Feld führen, dass wir fast permanent stressigen äußeren Reizen ausgesetzt sind, die uns einfach nicht zur Ruhe kommen lassen. Aber lassen Sie uns doch einmal so einen Belastungsvorgang etwas genauer anschauen.

Wie Belastungen entstehen

Die erste Urlaubswahrheit hat uns bereits deutlich machen können, dass wir Belastungen nicht loswerden. „Wolken" entstehen immer wieder, sie gehören einfach dazu. Daher lautet die Frage: Wie reagieren Sie auf Belastungen?

Sie werden jetzt wahrscheinlich denken, dass das von der jeweiligen Belastung abhängt. Allerdings können wir tatsächlich eine *generelle* Reaktionsweise ausmachen: Wir alle reagieren auf Belastungen, ja, auf alle wahrgenommenen Reize, mit Ego-Reaktionen. Unser Ego liefert uns unablässig irgendwelche Reaktionen. Und selbst wenn es einen Moment gibt, in dem keine Reize wahrnehmbar sind, produziert unser Ego Impulse. Sie nehmen in so einer Situation z. B. eine innere Ego-Stimme wahr, die Ihnen vermitteln möchte, dass es gerade langweilig ist und Sie etwas unternehmen sollten. Der Strom der Ego-Regungen ist kontinuierlich. Deshalb fällt es sehr vielen Menschen zunehmend schwer, zur Ruhe zu kommen.

Immer mehr Menschen erfahren die eigenen inneren Regungen als inneren Druck, Selbstvorwürfe, schlechtes Gewissen, als Suchtimpulse, Grübelzwänge, Handlungsimpulse etc. Es ist, als würde in uns noch jemand wohnen, der uns unablässig seine Meinung und seine Wünsche aufzwingt. Genau diese „innere Person" liest gerade mit Ihnen diesen Text und flüstert Ihnen Kommentare zu.

Können Sie es hören? *Ah, interessant. Ach, kenn ich schon. Na, ob das wirklich stimmt? Wieso geht er denn gar nicht auf die andere Seite ein? Etc.*

Eigentlich sollte diese innere Instanz die Stimme der Vernunft sein, ein Ausdruck unseres Verstandes, der uns dabei hilft, in der Welt besser zurechtzukommen. Aber dieser hilfreiche Bereich ist zu einem kleinen Teilbereich geworden. Die meisten unserer inneren Stimmen sind unkultiviert. Sie funktionieren eher wie ein Kindergarten. Es kehrt nie Ruhe ein, immer ist jemand beleidigt, immer gibt es Begehrlichkeiten. Es scheint, wenn wir in uns hineinhorchen, manchmal ein solches Gewusel zu geben, dass wir den Überblick verlieren.

Und nun wird die zweite Urlaubswahrheit, die uns mit den Ursachen unserer Probleme vertraut machen möchte, konkret.

Die Struktur unserer Probleme

Dass wir selbst, also unsere unkontrollierten Ego-Anteile, einen großen Anteil am Entstehen unserer Probleme haben, wurde schon beschrieben. Nun blicken wir gewissermaßen durch eine Analyselupe auf diesen Vorgang. Und durch sie finden wir unerwartet eine Struktur in unseren Problemen. Sie werden gleich sehen, dass es nur drei Ursachen für unsere selbst gemachten Probleme gibt:

- *Verwirrung:* Unsere Ego-Stimmen können sich verwirren. Jede Art von Bewegung versetzt sie in Bewegung. Und da wir selbst kaum zur Ruhe kommen, sind auch unsere Ego-Stimmen ruhelos. Wir sorgen für eine permanente Reizzufuhr und wundern uns über unseren inneren Zustand. Wir fühlen uns dann unkonzentriert, unaufmerksam und abgelenkt, übersehen viele Dinge und reagieren unbewusst. Diese Zusammenhänge sind recht bedeutsam. Die enorme Menge an Reizen überfordert uns, und so schaltet unser Verstand immer öfter auf „Durchzug". Wir blenden unbewusst viele Aspekte unserer Umwelt aus und reagieren auf der Basis innerer Muster. In diesem Bereich finden unsere vielen Automatismen statt. Anstatt bewusst mit unserer Umwelt umzugehen, spulen wir nur Gewohnheitsmuster ab. Es ist ein Leben im Autopilotmodus. Darin liegt eine wesentliche Ursache für auftretende Probleme.

- *Begierde:* Unsere Ego-Stimmen können wie auf einer Leiter eine Steigerung erleben, die von Interesse über Zuwendung, Bedürfnis, Begehrlichkeit, Begierde bis hin zur Sucht reichen kann. Es gibt kaum einen Reiz, der von uns nicht begehrlich aufgesogen wird. Dass das mit angenehmen Reizen funktioniert, weiß wohl jeder, aber tatsächlich reagieren wir selbst auf unangenehme Reize manchmal so. Wir nehmen etwas Problematisches wahr, und unser Sensorium richtet sich darauf aus. Wir können uns gar nicht ablenken. Es ist manchmal, als ob wir hypnotisiert wären. Wir halten an Dingen fest, wie sich ein Äffchen im Fell der Mutter festhält. Loslassen wird zu oft mit Verlust assoziiert, und daher kommt es nicht infrage. Darin liegt eine weitere wesentliche Ursache für auftretende Probleme.

- *Ablehnung:* Unsere inneren Ego-Stimmen können zu wahren Vernichtern werden. Alles, was wir wahrnehmen, können wir kritisieren, ablehnen und diskreditieren. Anscheinend haben wir alle einen inneren TÜV-Prüfer in uns, der überall ein Haar in der Suppe findet. Der Winter ist zu kalt, der Sommer zu warm, der Regen zu nass, der Wind zu stark, der Zeit zu knapp, die Urlaub zu kurz und so weiter und so weiter. Das Ablehnen dessen, was jetzt gerade ist, gehört zu unseren Spezialitäten. Selbst wenn wir im Urlaub tolles Wetter haben und ein tolles Hotel, selbst wenn alles passt, kann uns manchmal ein Detail den Tag vermiesen. Darin liegt eine weitere wesentliche Ursache für auftretende Probleme.

Zusammengefasst können wir feststellen, dass unser Ego sehr stark dazu neigt, unbewusst-automatisiert, begehrlich-klammernd oder ablehnend-widerständig zu reagieren. Wir verfügen also über ein inneres Orchester, das dringend einen Dirigenten benötigt. Wir finden hier eine Dynamik vor, die unserem Urlaubsbewusstsein hinderlich ist.

Unser Ego behindert das Urlaubsbewusstsein

Die Skizze in Abb. 3.2 verdeutlicht den Zusammenhang zwischen unseren Ego-Impulsen und unserem freien Urlaubsbewusstsein und ließe sich auch als einfache Gleichung darstellen: Je weniger Ego, desto mehr Urlaubsbewusstsein.

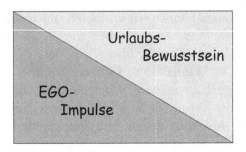

Abb. 3.2 Ego versus Urlaub

Trotz der Schlichtheit der Skizze gibt es ein paar recht bedeutsame Details. Sie sehen z. B., dass ganz links in der Skizze der Ego-Wert hoch und ausgeprägt ist. Das ist die einzige Position, von der aus wir unser Ego mindern dürfen.

Ist der Ego-Wert zu gering, liegen Selbstwertdefizite vor. Hier ist zuerst eine Ego-Stärkung notwendig. Erst dann können wir uns auf den Weg machen und unser Ego in die Schranken weisen. Wenn Sie diesen Weg dann gefunden haben, werden Sie bemerken, dass Sie mit weniger *Ich will, Ich möchte, Ich mag nicht, Ich meine, Ich, ich, ich* einen Zustand erreichen, der sich nachhaltig sicherer, klarer und leichter anfühlt als die kurzen Momente der Ego-Bedürfnisbefriedigung.

Sie folgen damit einem Erkenntnisweg, der unserer westlichen Kultur vollkommen abhanden gekommen ist. Aber vielleicht haben Sie auch schon gemerkt, dass steter Konsum nicht wirklich zufrieden macht. Wir können mit solchen Verhaltensweisen immer nur kurzfristig für innere Ruhe sorgen. Schon bald geht alles wieder von vorne los. Nachhaltige Zufriedenheit entsteht nicht durch

Bedürfnis*befriedigung,* sie entsteht durch Bedürfnis*losigkeit.*

Sie müssen nicht gleich nach völliger Bedürfnislosigkeit streben. Es ist schon viel gewonnen, wenn Sie die Zusammenhänge für sich klarer sehen: Ihr Streben nach Zufriedenheit, die Art Ihrer Bemühungen und die zu erwartenden Erfolge.

Der Legende nach stand Alexander der Große einmal vor dem entspannt auf dem Boden liegenden Philosophen Diogenes und gewährte ihm einen Wunsch. Diogenes soll gesagt haben: „Dann geh bitte zur Seite, du stehst mir in der Sonne." Diogenes, der dem Mythos zufolge in einer Tonne wohnte, war dem Urlaubsbewusstsein offenbar sehr nah. Er vertrat die Philosophie, dass wir wie die Hunde leben sollten, um unser Glück zu finden (daher wohl auch das Liegen auf dem Boden und das Schlafen in einer Tonne). Sicherlich verfügen Hunde über deutlich weniger Ego als wir und sind wohl auch zufriedener als viele von uns.

Ich habe diese Legende allerdings nur erwähnt, um eine Extremposition zu beschreiben. Diese sollte nicht als Zielvision übernommen werden. Schließlich ist unser Weg ein ganz anderer. Diogenes wählte den anarchischen Weg *unterhalb* unseres Erwachsenenniveaus. Wir suchen aber einen Weg *oberhalb,* im Bereich des Bewusstseins.

Viele suchen sich für Veränderungen einen möglichst leichten Weg. So führen viele Bemühungen vom Erwachsenenniveau, das sich insbesondere durch automatisiertes Funktionieren auszeichnet, in den kindlichen oder gar animalischen Bereich. Diese Richtung ist für sehr viele Menschen ein gewohnter Weg geworden. Möchten sie sich amüsieren, wird dieser Weg gewählt. Möchten sie andere unterhalten, wird dieser Weg gewählt. Aber der Weg vom Erwachsenen- zum bewussten Niveau ist deutlich anspruchsvoller. Er benötigt viel mehr Übung und aktives Gestalten. Für den anderen Weg müssen wir eigentlich nur die „Zügel" fallen lassen.

Die zweite Urlaubswahrheit möchte uns also einen Spiegel vorhalten und uns daran erinnern, dass wir uns selbst am Urlaubsbewusstsein hindern. Unsere unbewussten Ego-Impulse führen zu Automatismen, Widerständen und Anhaftungen, und das macht uns regelrecht blind.

Übung gegen Verwirrung

Eine der effektivsten Übungen, um aus unbewussten Automatismen auszusteigen, nutzt unsere Sinne. Fragen Sie sich im Laufe des Tages immer wieder: Was sehe ich jetzt? Was höre ich jetzt? Was rieche ich jetzt? Was fühle ich jetzt? Was schmecke ich jetzt? Was denke ich jetzt?

Das schafft etwas Abstand zwischen Ihnen und dem, was Sie gerade tun, unterbricht den aktiven unbewussten Automatismus und ermöglicht Ihnen etwas mehr Bewusstheit, Handlungsspielraum und Genuss.

Übung gegen Begierde

Begierden äußern sich auf vielfältige Weise. Vielleicht nehmen Sie Ihre Begierden vor allem als begehrliche Gedanken wahr: *Das will ich unbedingt haben.* Oder Sie fühlen sie emotional, als Bedürfnis, Sehnsucht oder Lust. Aber in jedem Fall entstehen mit den Begierden immer auch Körperspannungen. Lockern Sie, wenn Sie eine Begierde fühlen, Ihre Muskulatur. Dann atmen Sie sanft und bewusst tiefer in den Bauch hinein.

Vielleicht verstehen Sie, dass Begehrlichkeiten immer mit Ihrem Ego zu tun haben. Gestatten Sie diesen begehrlichen Ego-Anteilen keine unreflektierte Befriedigung. Es ist wie in der Kindererziehung: Wenn Sie immer nur Ja sagen, weil das kurzfristig am einfachsten ist, werden Sie schon recht bald Probleme bekommen.

Wenn sich jetzt Zweifel in Ihnen regen, dann sind Sie mitten im Thema, denn gerade jetzt haftet Ihr Ego wieder an irgendwelchen Vorstellungen. Probieren Sie es einfach aus.

Übung gegen Ablehnung

Natürlich ist es manchmal gut, Nein zu sagen. Aber hier geht es um eine Dauerneigung. Wenn Ihr Ego stabil genug ist, probieren Sie, Ihre inneren Widerstände zu reduzieren. Dafür nutzen wir Übungen wie das sogenannte Heilige Innehalten. Das bedeutet, vor jeder Antwort, die wir geben möchten, erst einmal innezuhalten und durchzuatmen.

Wenn Sie etwas spontan nicht mögen, das probieren Sie es, bevor Sie sich ablehnend verhalten, mit dem Innehalten. Und wenn Sie Ihre inneren Spannungen lindern konnten, versuchen Sie es mit alternativen Reaktionen. Lassen Sie Dinge zu, die Sie eigentlich als nicht für Sie passend einschätzen. Diese Selbsteinschätzung basiert oft nur auf einem gewohnten Selbstbild. Experimentieren Sie damit. Legen Sie sich nicht zu fest.

Wie wirken diese Anregungen auf Sie? Lösen sie Zweifel oder gar Ärger aus? Fallen Ihnen Gegenargumente ein? Nun, dann erleben Sie gerade Ihre Widerstände.

Dritte Urlaubswahrheit: Wir können alles ändern

Diese Urlaubswahrheit klingt sehr zuversichtlich und optimistisch. Aber stimmt sie auch? Können wir wirklich alles ändern? Und möchten wir das überhaupt?

Konservatives Denken und Handeln möchte im besten Falle etwas erhalten, zeigt sich aber oft in einer angespannten Klammerhaltung. Hier soll und darf sich eher nichts verändern. Alles soll konserviert bleiben. Aber es gibt auch einen geschickter verpackten Konservatismus. So hören wir selbst von sonst sehr liberalen Geistern oft Statements wie z. B. „Nein, das passt einfach nicht zu mir. Das ist nicht mein Stil." Das wäre eine leichte – oder auch faule – Art, sich gegen Veränderungen zu stellen. Das ist eine Form des Widerstandes: das Empfinden, dass das eigene Selbstbild komplett und vor allem fest ist. Eine deutlichere Form beruht auf der Auffassung, dass wir alle durch unsere Vergangenheit geprägt und nun festgelegt seien. Das wird von unserem intuitiven, aber dennoch fehlerhaften Selbsteindruck verstärkt, der uns eine feste Persönlichkeit zuschreibt. Schließlich waren wir gestern doch auch wir selbst. Deshalb werden wir es auch morgen sein. Aber tatsächlich täuscht dieser Eindruck.

Ringen Sie sich zu der Erkenntnis durch, dass wir Menschen das Geschenk der Wandelbarkeit erhalten haben. Wir sind nicht auf animalischem Niveau gefangen in Instinkten und festen Verhaltensprogrammen. Wir sind nicht dazu verdammt, immer nur das Gleiche zu wiederholen. Wir können uns jeder Zeit verändern. Und wenn wir uns ändern, ändert sich auch alles mit uns. Schließlich entscheidet unser Geisteszustand, wie wir die Welt wahrnehmen. Deshalb können wir alles ändern.

Jeder Mensch verfügt über das Potenzial, sich total zu wandeln. Die folgende Skizze (Abb. 3.3) möchte Ihnen einen konkreten Eindruck davon vermitteln, was genau gemeint ist. Sie sehen zweimal dieselbe Person, links vor dem Übungsprogramm und rechts danach.

Die Ego- oder auch Persönlichkeitsanteile, die uns nicht nur steuern, sondern die auch darüber entscheiden, wie wir die Welt wahrnehmen, wie wir fühlen, denken und handeln, sind über den Prozess der Neuroplastizität formbar. Neuroplastizität ist der Vorgang, der unsere

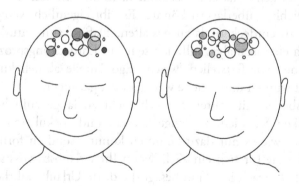

Abb. 3.3   Unterschiede

Veränderung bewirkt, der Lernen ermöglicht, und zwar in jedem Alter. Nervenstrukturen bilden die Grundlage für unser Funktionieren. Und verändern sich diese Nervenareale, verändern wir uns auch.

Und diese Nervenareale – Nervenzellen generell – reagieren ähnlich wie ein Muskel: Regelmäßige Aktivierung führt zu Wachstum. Aktivieren Sie also immer wieder einen Persönlichkeitsanteil wie z. B. den „inneren Kampfhund", werden Sie spüren, wie diese Kraft in Ihnen stetig wächst. Möchten Sie das? Welchen Persönlichkeitsanteil möchten Sie wachsen lassen?

Wer bin ich?

Eine Zeit lang sind Menschen auf der Suche nach sich selbst zum Töpfern in die Toskana gefahren. Das war wohl nicht so erfolgreich. Und wenn wir uns das Thema der Persönlichkeitsanteile anschauen, wird deutlich, warum. Es gibt keine „falsche" Persönlichkeit, die eine „echte" Persönlichkeit überlagern könnte. Es gibt eigentlich weniger viel zu entdecken als zu gestalten. Dafür kann natürlich auch eine Istanalyse hilfreich sein. Im Entdeckungsprozess können wir feststellen, welche Ego-Anteile aktuell kultiviert wurden und welche weniger oder gar nicht.

Aber damit sollten Sie sich nicht zu lange aufhalten. Blicken Sie nicht zu lange zurück, und spekulieren Sie nicht, wie es nur dazu kommen konnte, sondern formulieren Sie für sich ein Ziel. Wenn Ihr Urlaubsbewusstsein noch schwach ist, dann besagt die dritte Urlaubswahrheit, dass Sie das jederzeit ändern können. Die Frage, wer wir sind, ist oft recht hartnäckig. Die folgende Geschichte zeigt Ihnen das.

Die lustige depressive Frau

Vor vielen Jahren war ich in einer Klinik angestellt. Zu meinen Tätigkeiten gehörte es, ein paarmal pro Jahr von 19 bis 20 Uhr einen Abendvortrag zu halten. An einem dieser Tage hatte ich nachmittags eine stark depressive Patientin behandelt. Sie sah in ihrer schwarzen Kleidung und mit ihrer etwas nachlässigen Erscheinung enorm traurig aus.

Als ich nach 20 Uhr die Klinik verließ, ging auch die Patientin gerade aus der Klinik. Sie war hübsch zurechtgemacht, geschminkt, trug ein Blümchenkleid und lächelte mich freundlich an, weil sie sich auf den Tanzabend freute. Als ich nach Hause fuhr, fragte ich mich, wen ich da eigentlich vor mir hatte: eine depressive Patientin oder eine lebensfrohe Frau? Das erschien mir wie ein Widerspruch.

Die Einsicht in die Nichtexistenz eines festen Persönlichkeitskerns und die Kenntnis der Dynamik unserer Persönlichkeitsanteile machen auch das Phänomen der lustigen depressiven Frau verständlich. Wir sind in der Lage, innere Anteile zu aktivieren und zu deaktivieren. Ohne gezieltes Üben werden diese Anteile entweder unbewusst oder von außen aktiviert. So ist manchmal ein depressiver Ego-Anteil aktiv, und wir verhalten uns dementsprechend. Vielleicht schaffen wir es gelegentlich, uns abzulenken. Das begünstigt die Aktivierung eines anderen

Ego-Anteils, und wir fühlen uns endlich wieder unbeschwerter. Diese Form der Ablenkung verdient eigentlich eine bessere Bezeichnung. „Ablenkung" klingt so falsch, aber der Vorgang ist so richtig. Denn diese Momente dienen auch dazu, heilsamere Anteile in uns zu kultivieren. Ohne sie gibt es für uns keine freudvolle Zukunft.

Wie soll Ihre Zukunft aussehen? Vielleicht wünschen Sie sich mehr Durchsetzungsvermögen, mehr Gelassenheit, mehr Leichtigkeit oder irgendeine andere Eigenschaft. Egal, wie Ihr *individuelles* Ziel auch aussehen mag, es bedarf dafür *universell* immer der Bewusstheit, und zwar keiner getriebenen, angestrengten, sondern einer wachen, leichten und offenen Bewusstheit, die ich hier Urlaubsbewusstsein nenne. Das Urlaubsbewusstsein ist also immer die Basis.

Übungen

Vertiefen Sie sich, so intensiv es nur geht, in das universell gültige und deshalb überall anzutreffende Phänomen der Diskontinuität: den steten Wandel. Nehmen Sie die Veränderungen in der Natur bewusst wahr. Nehmen Sie sich etwas Zeit, und schauen Sie sich genau an, wie etwas wächst und daneben etwas vergeht.

Schneiden Sie gelegentlich eine Blume ab und legen Sie sie zum Sterben in Ihre Wohnung. „Beerdigen" Sie sie so spät wie möglich. Gehen Sie jeden Tag daran vorbei, und vergegenwärtigen Sie sich den Prozess, in dem Sie sich selbst befinden.

Alles wandelt sich unaufhörlich, unabänderlich und unaufhaltsam. Die bittere Komponente liegt auf der Hand. Aber darin ist auch etwas sehr Erleichterndes enthalten: All Ihre Probleme können dahinwelken, wenn Sie es nur zulassen. Aber wie?

Nicht festhalten! Nicht konservieren. Schauen Sie sich ein Bild von sich selbst aus der Schulzeit an. Werden Sie sich bewusst, wie sehr sich dieses Kind von Ihnen heute unterscheidet. Sicherlich haben einige Besonderheiten überdauert, aber es gibt dennoch mindestens ebenso viele Veränderungen, schon auf rein körperlicher Ebene. Keine Körperzelle kann zehn Jahre überdauern. Zudem verändern Lebenserfahrungen Menschen. Sich dem Wandel hinzugeben ist immer eine anspruchsvolle Übung.

Vierte Urlaubswahrheit: Für den wahren Urlaub sollten wir alle Urlaubsbereiche wahrnehmen

Diese vierte und letzte Urlaubswahrheit möchte uns anregen, unsere Erkenntnisse und die Früchte unseres Übens nicht nur für uns selbst zu nutzen. Die Kultivierung unseres Urlaubsbewusstseins ist zwar unser eigenes Projekt, mit dem wir uns selbst verändern möchten, aber es muss nicht als ein völlig selbstbezogenes Unternehmen verstanden werden. Schließlich leben Sie, selbst wenn Sie momentan Single sind, nicht vollkommen isoliert. Wir leben in Gemeinschaften, auch wenn wir das oftmals gar nicht mehr oder nur wenig spüren. Aber kaum jemand ist in der Lage, vollkommen alleine zu überleben, wir alle sind durch wechselseitige Abhängigkeiten miteinander verbunden. So sind heilsame Veränderungen, die wir für uns erreichen, immer auch eine Wohltat für andere Menschen, die mit uns leben und denen wir begegnen (Abb. 3.4).

Es geht nicht darum, mit einem schönen Urlaubsbewusstsein in den eigenen vier Wänden zu sitzen. Die heilsamen Qualitäten können sich zuerst in uns ausbreiten und dann in unser Umfeld. In dem Verständnis unser Verbundenheit sind also die ersten Schritte im eigenen Bewusstsein nötig. Unser aufkeimendes und erblühendes Urlaubsbewusstsein kann in uns in die folgenden Bereiche hereinwachsen.

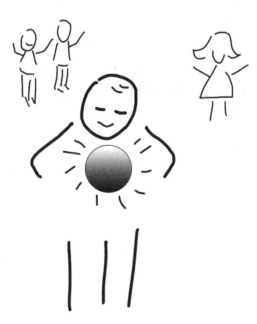

Abb. 3.4 Kern

Unsere Sichtweise

Wir kleben an kaum etwas so beharrlich wie an unseren Sichtweisen. Aber tatsächlich unterliegen auch sie einem Wandel. Höchstwahrscheinlich haben Sie zu Schulzeiten andere Sichtweisen gehabt als heute. Wir sind zudem sehr durch Sekundärerfahrungen und Sekundärwissen geprägt. Wir haben gehört, dass … Wir haben gelesen, dass … Im Fernsehen kam eine Doku, die vermittelte, dass … Man weiß doch heute, dass …

Irgendwo werden scheinbar Fakten produziert, und wir plappern sie einfach nach. Vielleicht können Sie diese Vorgänge näher betrachten und so eigene Meinungen etwas lockern. Oder Sie können sehen, dass diese Meinung heute okay ist, aber vielleicht schon morgen durch eine andere ersetzt wird.

Zudem sind wir nun mal keine geeichten Messinstrumente und machen Fehler. Unsere Weltsicht ist abhängig von unserem Sensorium. Und unser Sensorium ist eine biologisch-dynamische Masse. Sie verändert sich. Erfahrungen verändern uns und damit unsere Sichtweise. Machen Sie sich das bewusst.

Unser Denken

Durch eine veränderte Sichtweise kann sich natürlich auch unser Denken verändern. Insbesondere die Qualitäten unseres Urlaubsbewusstseins harmonisieren unser Denken. Offenheit, Flexibilität, Klarheit und Wachheit wirken sich heilsam aus. Wir sind in der Lage, ruhiger und konzentrierter nachzudenken. Und in Ruhephasen und in der Meditation haben wir gelernt, unser Denken einzugrenzen und zu reduzieren.

Zuem verstehen wir mittlerweile, dass unser Denken sehr stark von Ego-Anteilen bestimmt wird. Prüfen Sie möglichst oft, aus welchem Ego-Anteil ein aktueller Gedanke kommt. So können Sie Ihr Denken bewusster einschätzen und lenken.

Ein achtsamer Umgang mit sich selbst und eine klarere Introspektionsfähigkeit lassen Sie erkennen, wie intensiv sich Ihr Denken auf die verschiedenen Lebensbereiche auswirkt. Gedanken sind eben nicht frei, denn sie wirken. Sie können Ihren Körper ebenso beeinflussen wie Ihren Geist, aus dem sie entstehen.

Unser Handeln und Reden

Durch eine veränderte, bewusste Denkweise ändert sich natürlich auch unser Handeln und Reden. Unser Handeln wird friedlicher, erzeugt nicht mehr so viel Leid. Wir finden einen Ausweg aus unseren Hamsterrädern der ewigen Wiederholungen. Da unser Denken klarer wird, schlüpfen uns nicht mehr so oft unbemerkt verbale Gewalttätigkeiten heraus. Sie schlüpfen vielleicht manchmal, aber eben nicht mehr unbemerkt. Der Gedanke „O je, ich mache es gerade wieder falsch" kommt nun sehr viel schneller.

Eine achtsamere Wahrnehmung des eigenen Handelns und Redens lässt uns auch erkennen, dass diese Aktivitäten tatsächlich langfristige Konsequenzen haben können.

Wenn nicht mehr alles als egal wahrgenommen wird, dann können wir Entscheidungen verantwortungsvoller fällen. Ein bewussterer Konsum und achtsamere Kaufentscheidungen gehören zu den vielfältigen Folgen.

Unsere Anstrengung

Durch eine bewusstere Lebensführung, klarere Gedanken, friedlicheres Reden und Handeln sparen wir viel Energie ein. Zudem fallen die unproduktiven Selbstbetäubungen weg. So haben wir deutlich mehr Energiereserven zur Verfügung und können unser inneres Anstrengungslevel besser dosieren und anpassen. Anstrengung ist nun kein Dauermodus mehr, sondern nur noch ein gezieltes Einsetzen von Energie auf einem guten mittleren Level.

Unsere Achtsamkeit und Konzentration

Durch die bessere Steuerung der inneren Anstrengung, also unseres Energielevels, sind wir in der Lage, unser Urlaubsbewusstsein differenziert entweder in der Achtsamkeit zu weiten oder in der Konzentration zu bündeln.

Es ist hier von entscheidender Bedeutung, dass wir diese Abläufe nicht länger als geheimnisvolle innere Prozesse sehen. Die eigene Erfahrung von Selbststeuerung verdeutlicht uns intensiv unsere eigenen Möglichkeiten. Und die regelmäßig durchgeführten Mikropausen ermöglichen dann die Umsetzung im Altag. Immer wieder prüfen wir unsere innere Verfassung und können sanft gegenregulieren. So bleibt dann z. B. Achtsamkeit kein theoretisches Konstrukt, sondern wird zu einem normalen Zustand, den wir eigenständig erreichen und halten können.

Unser Broterwerb

Mit der Kultivierung des Urlaubsbewusstseins wird sich unsere ganze Persönlichkeit bereichern. Dass führt natürlich auch dazu, dass wir unseren Beruf in einer bewussteren Weise ausüben können. Da wir alle Verpflichtungen haben und die Verantwortung dafür ernst nehmen, besteht scheinbar oft kein großer Handlungsspielraum. Die meisten von uns können nicht einfach den Job wechseln oder gar aufgeben.

Aber das ist in der Regel auch gar nicht nötig. Der berufliche Kontext bietet, ähnlich wie auch der partnerschaftliche Bereich, zahlreiche und besonders intensive Übungsmöglichkeiten.

Natürlich sind die eigenen Freiheiten wichtig, damit wir Zeit für uns und zum Üben haben. Aber Freiheit ist ein hohes Gut, das viel Bewusstheit erfordert. Nur zu oft kann Freiheit auch zu Trägheit führen. Deshalb existiert auch die gegenteilige Möglichkeit: Je weniger Freiheiten wir scheinbar besitzen, desto intensiver kann die Übungserfahrung werden. Je mehr Ausweichmöglichkeiten, desto weniger intensiv fällt meist unsere Übungspraxis aus. Wenn wir Notlagen bewusst angehen und in solchen Situationen unsere Übungen einsetzen und damit gute Erfahrungen sammeln, dann entstehen sehr tiefe

Lernmöglichkeiten. So müssen wir uns nicht mit der Frage aufhalten, *ob* wir unseren Job machen; entscheidend ist, *wie* wir es tun.

Prüfen Sie doch einmal, wie sich Ihr Empfinden im Job wandelt, wenn Sie ihn mit Urlaubsbewusstsein durchführen. Und falls Sie keinen Job haben, dann prüfen Sie, wie sich Ihr Alltag mit Urlaubsbewusstsein verändert.

Unser Bewusstsein ist ständig in Bewegung. Ohne gezielte Übungen ist es vollkommen von äußeren Reizen und inneren unbewussten Impulsen abhängig. Da wir trotz guter Konzentration und Achtsamkeit immer mal wieder in Automatismen verfallen, ist eine regelmäßige kurze Unterbrechung unseres Tuns sehr hilfreich. Die schon erwähnten *Mikropausen* fordern uns dazu auf, immer wieder zu prüfen, was mit unserem Bewusstsein los ist. Ist es abgesackt oder übererregt? Mit ein wenig Übung werden Sie selbst zum Regulator Ihres Bewusstseins.

Erfahrungsgemäß sind Erinnerungshilfen anfangs von großem Nutzen. Suchen Sie sich etwas, dass Sie durch den Tag begleitet und Sie auch zu Hause an Ihr Urlaubsbewusstsein zu erinnern vermag: vielleicht ein akustisches Signal oder einfach ein kleines Tesafilmstückchen auf Ihrer Uhr, ein simpler Gummiring am Handgelenk oder ein Erinnerungszettel in Sichtweite. Das schon erwähnte Eisschirmchen ist natürlich eine perfekte Erinnerungshilfe für Ihr Urlaubsbewusstsein. Es gibt unzählige Möglichkeiten. Die Erfahrung hat gezeigt, dass solche Hilfen fast unentbehrlich sind. Die innere Stimme, die uns zu verstehen gibt: „Ach, das wird schon irgendwie von allein gehen", wird dazu betragen, dass es eben nicht funktioniert.

Mit Urlaubsbewusstsein durch den Tag

Im ersten Kapitel wurde bereits die Achtsame Selbststeuerung als erprobte Technik beschrieben, die dabei helfen kann, das Urlaubsbewusstsein zu kultivieren. Aber das Ziel ist nicht, einen heilsamen Zustand *während der Übungszeiten* zu aktivieren, sondern diese Fähigkeiten zu *verwirklichen,* also in den Alltag hineinzubringen.

Am Morgen

Der Start in den Tag ist wichtig. Beginnen Sie Ihren Tag möglichst früh. Meist sind früh am Morgen gute Dinge möglich – im Gegensatz zum späteren Abend, wo wir in der Regel eher unsinnige Dinge tun, nicht ins Bett finden und dann das Ausschlafen so dringend benötigen. Starten Sie doch einmal einen Selbstversuch über eine begrenzte Zeit: Gehen Sie zeitig zu Bett, lesen Sie noch etwas Erbauliches, oder hören Sie ein Hörbuch mit friedlichem Inhalt. So schließen Sie Ihren Tag mit mehr Frieden ab, und so kann der Morgen etwas früher beginnen.

Heften Sie sich vielleicht ein kleines Eisschirmchen oder ein Post-it an Ihren Badezimmerspiegel: Jeder Tag zählt.

Streichen Sie diesen Tag nicht, nur weil er zwischen Ihnen und dem ersehnten Wochenende steht. Dieser Tag kommt nicht wieder. Ja, das ist alles bekannt, aber wir vergessen es konsequent. Nutzen Sie so viele Erinnerungshilfen wie möglich. Aktivieren Sie Ihr Urlaubsbewusstsein, sooft es nur geht.

Beim Essen

Oft haben wir den Eindruck, keine Zeit übrig zu haben, selbst für wichtige Übungen nicht. Das ist okay. Sie können auch Übungsmöglichkeiten nutzen, die bei alltäglichen Verrichtungen entstehen. Das Essen gehört dazu. Einerseits ist Essen elementar für unser Überleben, andererseits ist Essen –und die Möglichkeit, jederzeit zu essen – in unserer Kultur selbstverständlich geworden. Aus Abläufen, die wir stetig wiederholen, baut unser Verstand schnell einen Automatismus. So auch für das Essen. Wir konsumieren meist sehr ähnliche Gerichte, bereiten sie immer ähnlich zu, und auch das Essen selbst geschieht nur zu oft auf der Basis von Automatismen: mechanisch und unbewusst.

Ihr Kühlschrank ist voll. Seien Sie dankbar dafür. Wie oft öffnen wir die Kühlschranktür und nehmen die Tatsache, dass er voll ist, als selbstverständlich hin. Das ist es aber nicht.

Nehmen Sie sich Zeit zum Essen. Essen Sie bewusst. Denken Sie an das Essen im Urlaub. Kochen Sie doch einmal eine kulinarische Urlaubserinnerung, oder stellen Sie sich beim Essen vor, dass Sie heute Urlaub haben. Es ist Ihr Leben, ein Tag in Ihrem Leben.

Da das Essenzubereiten zu den fundamentalsten Tagesritualen gehört, bieten sich hier gute Übungsmöglichkeiten. Schließlich können wir vorhandene Rituale immer gut nutzen, um sie mit neuen Übungen zu verknüpfen. So stärken wir unsere Übungsabläufe. Wenn Sie also damit beginnen, Essen zuzubereiten, dann aktivieren Sie parallel immer auch Ihr Urlaubsbewusstsein. Bleiben Sie bewusst. Schützen Sie sich vor den unzähligen Automatismen. Eine große Hilfe, um im Hier und Jetzt zu bleiben, bieten uns unsere Sinne. Und die sind beim Essenzubereiten natürlich sehr gut nutzbar. Richten Sie Ihr Urlaubsbewusstsein immer wieder auf Ihre Sinne. Welche Gerüche nehmen Sie wahr, wie schmeckt es? Wie fühlt es sich an? Betrachten Sie Ihre Zutaten. Hören Sie, wie es kocht, köchelt, blubbert, gart oder siedet.

Diese scheinbar kleine Übung hat eine enorme Qualität, und wir können daraus mit der Zeit eine sehr anspruchsvolle Übung entwickeln. So könnten Sie, wenn Sie essen, alle anderen äußeren und unnötigen Reize minimieren. Kein Fernsehen beim Essen, kein Smartphone, keine Zeitung etc. Vielleicht reduzieren Sie auch manchmal Ihre Gespräche. Richten Sie Ihren inneren Fokus ganz auf den Vorgang des Essens. Spüren Sie Ihre Nahrung. Wie schmeckt es, wenn Sie eine Weile kauen? Verändert sich der Geschmack? Wie fühlt sich das Getränk an, wenn Sie es schlucken? Wie fühlt sich der Magen an? Spüren Sie, wie sich langsam ein Sättigungsgefühl bemerkbar macht?

Bleiben Sie gedanklich noch eine Weile bei Ihrem Körper. Nur zu oft isst quasi Ihr Körper für Sie, während Sie gedanklich schon längst woanders sind. Auch hier helfen Mikropausen und die Übungen, das Hier und Jetzt zu genießen. Genießen Sie Ihr Essen. Und wenn Sie morgens noch nichts essen mögen, dann trinken Sie genüsslich und bewusst. Aktivieren Sie dazu Ihre Sinne.

Ein neuer Tag steht an. Auch wenn er vielleicht nicht leicht wird: Es ist Ihr Leben, es ist ein Tag Ihres Lebens.

Aktivieren Sie Ihr Urlaubsbewusstsein. Genießen Sie das, was Sie tun! Der letzte Satz klingt vielleicht für viele provokant. Es scheint so viele Notwendigkeiten zu geben, die Sie am liebsten nur schnell abhaken würden. Aber so haken Sie sehr große Zeiteinheiten Ihres Lebens ab.

Wie schon erwähnt, bieten gerade unsere Verantwortungen einen guten Übungsrahmen. Hier ist der berufliche Kontext ein gutes Beispiel.

Urlaubsbewusstsein im Job

Wir alle spulen im Job so viele Gewohnheitsmuster ab. Bitte starten Sie einmal einen Selbstversuch, und stellen Sie sich vor, dass Sie Ihren Job heute beginnen. Aktivieren Sie Ihren *Anfängergeist*. Schauen Sie wieder genau hin.

Lockern Sie Ihre Anspannung, begegnen Sie Ihren Kollegen oder Kunden freundlich. Es ist Ihre Lebenszeit, die Sie dort verbringen. Lockern Sie auch Ihren Idealismus, der Ihnen vorgaukelt, wie der Job eigentlich zu laufen hätte. Menschen sind eben so, wie sie sind. Durchatmen und sich bewusst werden, dass es nicht um andere, sondern dass es um Ihr eigenes Leben geht.

Es ist nicht so, dass Sie erst Ihren Job erledigen müssten, und nach Feierabend beginnt dann das Leben. Jede Minute des Tages ist Lebenszeit. Ihr Job nimmt einen großen Teil Ihres Lebens in Anspruch. Hier finden prägende Einflüsse auf Sie statt. Lassen Sie es nicht zu, dass durch Ihren Job unheilsame Veranlagungen in Ihnen wachsen. Aktivieren Sie auch hier Ihr Urlaubsbewusstsein.

Urlaubsbewusstsein ohne Job

Keinen Job zu haben kann sich fast genauso stressig anfühlen, wie einen belastenden Job zu haben. Wenn wir einfach unreflektiert dahinleben, finden unmerklich Identifikationsprozesse mit dem statt, was wir tun. Das bedeutet, dass wir keinen Job *haben,* sondern dass wir *sind,* was wir tun. Ich bin ein ... So koppelt sich dann z. B. das Selbstwertempfinden an die berufliche Tätigkeit. Wird uns die weggenommen, leidet das Selbstwertempfinden erheblich. Ich bin dann kein ... mehr. Aber was bin ich dann? Eine Lücke entsteht. Und so bilden sich innere Spannungsbögen, die jeder auf seine Weise zu kompensieren versucht. Leider sind diese Kompensationsversuche oft recht unheilsam.

Gerade in Krisen ist es ungemein wichtig, für einen klaren Geist zu sorgen. Nicht der Job ist der Sinn Ihrer Existenz. Wenn Sie sich sorgen, wird sich Ihr gesamter Organismus stark anspannen. Dadurch vernebelt sich Ihr Geist, und Sie verlieren den Durchblick. Das ist eine ganz normale menschliche Schwäche.

Lernen Sie, Ihre Spannungen zu lindern, bekommt auch Ihr Geist die Chance, sich zu beruhigen. Sie sollen Ihre Situation nicht schönfärben, aber eben auch nicht schwarzmalen. Lernen Sie, Ihren Bewusstseinsfokus zu steuern, sodass Sie nicht zu viel grübeln. Jeder Tag ist wertvoll. Probieren Sie es, wenn Sie skeptisch sind, mit einem kurzen Selbstversuch, vielleicht nur für drei Tage: Aktivieren Sie Ihr Urlaubsbewusstsein, und prüfen Sie selbst, wie sich das anfühlt und zu welchen Veränderungen es führt.

Im Supermarkt

Nehmen Sie die Fülle wahr, aus der Sie schöpfen dürfen. Lockern Sie Ihre Anspannung, und werden Sie sich dessen bewusst, was Sie dort sehen. Sie haben freien Zugang zu Gütern aus aller Welt. Waren aus fernen, exotischen Ländern und regionale Produkte warten auf Sie. Nehmen Sie z. B. eine Ananas in die Hand, und fragen Sie sich, wo die wohl herkommt. Riechen Sie daran. Das Wasser in der Ananas war mal Tropenregen. Ich möchte es noch mal wiederholen: Genießen Sie die Fülle, aus der Sie schöpfen dürfen.

Zudem ist das „Warten" an der Kasse immer wieder eine wunderbare Übung. Ich habe „Warten" in Anführungszeichen gesetzt, weil ich Ihnen gerne die Anregung geben möchte, diesen Begriff zumindest für einige Zeit aus Ihrem Vokabular zu streichen. Es gibt kein Warten mehr. Alles ist kostbare Lebenszeit. Schließlich geht Ihr Leben immer weiter, es wartet nicht auf Sie.

Deshalb können wir Momente ohne Aktivität und ohne Handlungsnotwendigkeit, die wir als „Warten" bezeichnen, sehr gut nutzen. Wir interpretieren sie nicht mehr als ärgerliche Wartezeit, sondern als wunderbare Momente der Ruhe, in denen wir unser Urlaubsbewusstsein aktivieren und kultivieren können. Aktivieren Sie Ihr Urlaubsbewusstsein, sooft es Ihnen möglich ist.

In der Familie und bei Freunden

Ähnlich wie im beruflichen Kontext, so haben wir auch im Bereich der Familie einen scheinbar begrenzten Handlungsrahmen. Wir können oder wollen ihn meist nicht grundlegend ändern. Deshalb werden wir „gezwungen" zu lernen. Es ist zumindest eine Chance. Schließlich haben Beziehungen nicht primär die Aufgabe, uns glücklich zu machen, sondern sie sollen uns bewusst machen.

Sie haben nur eine begrenzte „Urlaubszeit" auf dieser Erde, und alle Ihre Lieben haben auch nur eine begrenzte Zeit. Deshalb ist das Leben so kostbar. Vielleicht können Sie etwas geduldiger und nachsichtiger mit anderen sein, wenn Sie die Endlichkeit unserer „Urlaubszeit" stärker wahrnehmen. Jeder Mensch möchte einen friedlichen und glücklichen „Urlaub". Hindern Sie niemanden daran. Feiern Sie gemeinsam jeden „Urlaubstag". Vielleicht bedanken Sie sich jeden Abend für das, was Sie jetzt haben. Es ist nicht selbstverständlich. Aktivieren Sie Ihr Urlaubsbewusstsein.

Urlaubsbewusstsein in jeder Situation

Was auch immer passieren mag, Sie haben die innere Veranlagung dazu, sich selbst perfekt zu steuern. Erlernen Sie z. B. die im ersten Kapitel beschriebene Achtsame Selbststeuerung, sodass Sie auch in schwierigen Situationen nicht zu sehr von äußeren Reizen kontrolliert werden.

Die Übungen helfen Ihnen, diese Kompetenzen in sich zu stabilisieren, und die Mikropausen unterstützen Sie dabei, dieses Wissen und diese Fähigkeiten in den Alltag zu bringen. Nach und nach entsteht in Ihnen ein heilsames Gewohnheitsmuster, das Sie immer wieder körperlich in eine mittlere, adäquate Spannungslage und geistig in eine gelassene, aber aufmerksame, offene, klare und bewusste Haltung zu bringen vermag.

Mit diesen immer stärker werdenden Kompetenzen können Sie, wenn Sie mögen, noch einen Schritt weitergehen. Dafür erhalten Sie im folgenden Kapitel ein paar Anregungen.

4

Vom Holiday zum Holy Day

Der englische Begriff „holiday" (Urlaub) steht hier für unser Ziel der inneren Urlaubshaltung und des Urlaubsbewusstseins. Und ein „holy day" (engl.: heiliger Tag) ist ein Wortspiel, das dazu anregen oder zumindest die Option aufzeigen möchte, das Urlaubsbewusstsein in eine bestimmte Richtung weiterzuentwickeln. Schließlich beschreiten wir mit dem Wunsch, ein Urlaubsbewusstsein zu entwickeln, einen Weg – einen Weg, auf dem die Entwicklung des Urlaubsbewusstseins nie ganz abgeschlossen sein wird. Denn wo sollen die Grenzen des Bewusstseins liegen? Wenn es Grenzen gibt, dann sind es in der Regel selbst gesetzte Grenzen. Aber wohin kann uns das Urlaubsbewusstsein führen?

© Springer-Verlag GmbH Deutschland 2017
M. Ennenbach, *Wie das Leben zum Urlaub wird*,
DOI 10.1007/978-3-662-54271-2_4

Holiday: das Urlaubsbewusstsein

Die Kultivierung eines so heilsamen Persönlichkeits- oder Ego-Anteils wie des Urlaubsbewusstseins führt uns weg aus unreflektierten inneren Eingrenzungen. Es ist ein wenig so, als würden langsam unsere Scheuklappen gelöst. Unser Blick kann weiter werden. Der erste Schritt ist immer ein Erkennen und noch kein Appell, etwas zu verändern. Sie müssen sich also keinen Druck machen. Verweilen Sie erst einmal bei der Betrachtung. Das ist tatsächlich schon viel anspruchsvoller, als es klingt – zumindest anspruchsvoller, als der erste Eindruck vermittelt, besagt es doch, dass wir dafür immer wieder aus unseren inneren Automatismen heraustreten und uns bewusst machen, was jetzt gerade passiert. Zudem meint der Prozess des reinen Betrachtens einen Vorgang, bei dem wir uns unsere Bewertungszwänge bewusst machen und sie dann immer mehr loslassen.

Das klingt vielleicht simpel, denn wir sollen nur bemerken, was der Augenblick uns zeigt. Aber schon bei diesem Punkt stoßen wir an Grenzen. Nur zu oft halten wir uns grüblerisch in der Vergangenheit, spekulativ in der Zukunft oder abgelenkt in der Gegenwart auf. Zudem trüben unsere Bewertungszwänge unseren Geist sehr stark ein. Und leider haben unsere Bewertungen enorme Auswirkungen.

Wenn wir „Holidays" haben und in den Urlaub fahren, ist unser Urlaubsbewusstsein in jeder Situation wichtig. Das Flugzeug hebt gleich ab, die Lichter des Flughafens werden sich entfernen. Das Urlaubsbewusstsein kann mit diesem symbolischen Akt auch leichter werden, sich in größere Höhen entwickeln, sodass wir vieles „von oben", also mit mehr Überblick betrachten können.

Immer wieder aktivieren wir sogenannte Mikropausen und werden uns dessen bewusst, was jetzt gerade passiert. Wahrscheinlich benötigen wir viele Tausend Mikropausen, um wieder und wieder aus dem unbewussten Autopilot-modus zum wachen Bewusstsein, zum Urlaubsbewusst-sein, zu wechseln. So bauen wir uns mit den Mikropausen *heilsame* Gewohnheitsmuster. Können denn Gewohnheits-muster auch heilsam sein?

Der Unterschied zwischen heilsamen und unheilsamen Gewohnheitsmustern liegt nicht nur im Inhalt, sondern auch im Grad der Bewusstheit. Heilsame Gewohnheits-muster, Automatismen oder Rituale beinhalten heilsame Denk-, Rede- und Verhaltensweisen. Und wenn wir sie nutzen – wenn sie sich also aktiviert haben oder wenn wir sie selbst aktivieren –, *wissen* wir, dass es *jetzt gerade* geschieht. Weil zusätzlich zu diesen Gewohnheitsmus-tern immer eine weitere innere Struktur aktiviert wurde, wie z. B. der innere Beobachter, steht dem Gewohnheits-muster nicht mehr die ganze Energie zur Verfügung. Das Gewohnheitsmuster erfährt also allein durch eine bewusste Beobachtung eine Schwächung. Das ist auch bei heilsa-men Mustern wichtig, aber für unsere unheilsamen Mus-ter noch viel wichtiger. Wenn unheilsame Muster in uns geschwächt werden können, sind wir dem Urlaubsbe-wusstsein wieder einen Schritt näher.

Die Kultivierung einer inneren Instanz wie des inne-ren Beobachters ist sehr wertvoll und entlastend, denn sie vermag uns zu vermitteln, dass wir nicht sofort alles auf den Kopf stellen müssen. Diese Instanz ist eine heilsame

Bereicherung für unser Selbstbild, aber sie ist auch eine (selbst-)kritische Instanz. Schließlich sieht sie genau hin. Wir können uns nicht verstecken, leugnen hat auch keinen Zweck.

Eine Vision von sich selbst

Die ersten Schritte sind immer die unsichersten. Es fühlt sich noch unecht an, wenn wir im Rahmen der Selbstbeobachtung immer häufiger zusätzlich versuchen, unser Urlaubsbewusstsein zu aktivieren.

Womöglich kommen Sie sich manchmal vor wie ein Schauspieler, der eine neue Rolle erprobt. Aber das ist okay. Mehr noch: Es ist wichtig. Wie ein guter Schauspieler, so wachsen auch wir in die neue Rolle hinein, bis wir damit verschmelzen und zwischen uns und der Rolle kein Unterschied mehr wahrnehmbar ist.

Sie haben bestimmt schon öfter heftige unheilsame Emotionen erlebt, bei denen Sie den Eindruck hatten, dass sie eigentlich gar nicht zu Ihnen passen, dass sich das unangenehm oder gar peinlich anfühlt. Jeder und jede verhält sich immer wieder einmal in einer Weise, die er oder sie nicht öffentlich zur Schau stellen würde. Jede und jeder steht gewissermaßen manchmal neben sich.

Zudem gab es in Ihrem Leben schon oft neue Situationen: einen Schulwechsel, eine Ausbildung, eine Reise in unbekannte Gebiete, eine neue Liebe, einen Verlust, die Geburt eines Kindes, einen neuen Job. Immer wieder kommen neue Anforderungen, und wir sind noch ganz frei von Routine. Diese Situationen mögen sich manchmal etwas heikel anfühlen, sind aber besondere Momente im Leben. Kostbare Momente. Hier gibt es noch viele Möglichkeiten, noch ist nichts fest. Das gibt uns etwas Freies. Es sind Momente, die nicht verloren gehen, an die wir uns unser Leben lang erinnern.

Auch die Idee der Kultivierung Ihres Urlaubsbewusstseins ist so eine neue Situation. Dieser Weg ist bestimmt nicht *vollkommen* neu, denn die Veranlagung dazu bringt jeder Mensch mit, und zudem hat jeder solche Empfindungen bereits gehabt. Aber das waren oft relativ kurze Momente. Und sie waren instabil und wohl auch von außen initiiert.

Nun beschreiten Sie einen Weg, der Sie unabhängiger macht von Außenbedingungen. Das möchte ich hier unterstreichen: Unser Bemühen führt Sie in eine Position, in eine stabile innere Fähigkeit hinein, in der Sie nicht mehr so von äußeren Reizen abhängig sind.

Entwickeln Sie eine Vision, also ein Bild von sich selbst, mit Urlaubsbewusstsein. Dieses Bild ist kein verzichtbares Detail, es hat einen grundlegenden Wert. Ohne Vision von sich selbst vernebelt sich das Ziel, und Sie geraten sonstwo hin. Als eine kleine Hilfe für diese Zielvision von uns selbst dient uns die dreiteilige Achtsamkeitsstruktur. Sie fokussiert unsere drei wichtigsten Instanzen: Körper, Emotionen und Gedanken. All unsere Empfindungen setzen sich lediglich aus diesen drei Elementen zusammen. Egal, ob Sie Angst, Wut, Trauer oder Schmerz fühlen, ob Sie Freude, Mitgefühl, Liebe oder Güte spüren, immer sind nur diese drei Instanzen beteiligt, die Ihnen diese Empfindung ermöglichen.

Die dreiteilige Achtsamkeitsstruktur für das Urlaubsbewusstsein

Wenn wir nun die dreiteilige Achtsamkeitsstruktur auf das Phänomen des Urlaubsbewusstseins anwenden, entsteht diese Abfolge:

1. Wie würde sich Ihr Urlaubsbewusstsein *körperlich* anfühlen?
2. Wie würde sich Ihr Urlaubsbewusstsein *emotional* zeigen?
3. Wie würde sich Ihr Urlaubsbewusstsein *gedanklich ausdrücken?*

Formulieren Sie diese drei Bereiche möglichst konkret aus. Das erzeugt meist mehr Klarheit. Wenn Sie diese Vision nun klarer vor sich haben, setzen Sie sie einfach um. Wenn Sie sich vorstellen können, wie sich Ihr Urlaubsbewusstsein *körperlich* anfühlt, *emotional* zeigt und *gedanklich* ausdrückt, dann werden bereits genau die gewünschten Prozesse in Ihnen initialisiert. Sie brauchen sie nun nur oft genug anzuwenden.

Seien Sie der, der Sie sein wollen. Seien Sie die, die Sie sein wollen. Jede weitere Wiederholung wird diese wunderbare Veranlagung in Ihnen weiter stärken.

Womöglich zweifeln Sie und fragen sich, ob unser Dasein wirklich ein Wunschkonzert ist. Diesen Punkt umkreisen wir immer wieder, denn er ist von zentraler Bedeutung. Realisieren Sie die dritte Urlaubswahrheit: Wir können uns jederzeit verändern. Wir sind keine fest programmierten Maschinen. Wir haben das Potenzial der Wandlungsfähigkeit in uns. Vielleicht sollte man alte Bäume wirklich nicht verpflanzen, ich weiß es nicht. Aber selbst alte Menschen sind wandlungsfähig, *wenn* sie es selbst wirklich wünschen und dann aktiv werden. Das hat, wie schon erwähnt, nichts mit Psychotricks zu tun, sondern basiert auf Naturgesetzen wie dem der Neuroplastizität.

Nun schauen wir uns an, wohin Sie der Weg der fortgesetzten Kultivierung Ihres Urlaubsbewusstseins führen könnte. Sicherlich gibt es hier keine Einbahnstraße. Jedes Handeln kann zu sehr verschiedenen Zielen führen. Sie könnten z. B. ein stabiles Urlaubsbewusstsein entwickeln und damit glücklich werden. Sie könnten es nutzen, um konzentrierter zu arbeiten und Frieden zu schließen mit Dingen, die Sie in Ihrem Leben als unabänderlich erleben. Das sind sicherlich interessante Ziele. Aber damit erschöpfen sich die Möglichkeiten nicht.

Wenn Sie den hier beschriebenen Weg beschreiten, dann werden sehr oft unerwartete Erfahrungen entstehen. Und oftmals entwickeln sich daraus wieder ganz neue Zielsetzungen. Vielleicht steuern Sie zunächst einmal Ihr erstes Ziel an. Mit etwas mehr Übersicht und einem geklärteren Blick bleiben Sie offen für das, was noch geschieht. Gerne möchte ich Ihnen hier ein weiteres Ziel aufzeigen, das sich interessanterweise oft auftut.

Holy Day: das Heilige in uns

Vielleicht erinnern Sie sich noch an die Darstellung einer diagonal abfallenden Ego-Linie (vgl. Abb. 3.2 in Kap. 3), die verdeutlichen sollte, dass kleiner werdende

Ego-Impulse das Wachsen des Urlaubsbewusstseins begünstigen.

Prüfen Sie es bitte selbst. Sie werden wahrscheinlich auch merken, dass Ihr stärker werdendes Urlaubsbewusstsein zu einer immer größer werdenden inneren Ruhe führt. Und diese Ruhe basiert auf dem Stillerwerden der Ego-Impulse. Mit einem voll ausgebildeten Urlaubsbewusstsein kommen Ihnen Ihre „Ich-will"- und „Ich-mag-nicht"-Impulse wahrscheinlich immer problematischer vor.

Ihr Ego wird also, zumindest temporär, leiser. Es ruht. Und gleichzeitig können Sie bemerken, dass Sie selbst immer noch sehr bewusst sind. Wenn Ihr Ego abnimmt, werden Sie nämlich alles andere als bewusstlos. Stattdessen betreten Sie nun Erfahrungsbereiche, in denen Sie Wahrnehmungen klar und deutlich erleben, aber eben ohne Ihre störenden Ego-Impulse.

Ein Aspekt dieser Erfahrung macht sich durch das Fehlen von Bewertungen bemerkbar. Sie nehmen wahr, was ist. Sie werden zum reinen Betrachter. In der Anfangsphase spüren Sie auch noch angenehme Empfindungen, Sie können den Zustand genießen. Allerdings ruft das kein Anhaften mehr hervor. So ein Zustand ist anfangs nur von kurzer Dauer. Danach entstehen sofort wieder etliche Ego-Impulse, etwa: „Das war super. Das will ich wiederhaben. Ich will es noch länger genießen. Es soll bleiben."

Der Impuls des Festhaltens und Kontrollierens zeigt das Vorhandensein von Ego-Impulsen und macht den Zustand zunichte. Denn wo starke Ego-Impulse wirken, kann kein Urlaubsbewusstsein sich entfalten. Wenn Sie merken, dass solche Anstrengungen nur destruktiv wirken, lernen Sie, immer mehr loszulassen.

Wer solche Erfahrungen noch nicht kennt, wird diese Sätze wohl sehr merkwürdig finden. Aber urteilen Sie nicht zu schnell. Schließen Sie diese Türe nicht voreilig, nur weil hinter ihr unbekanntes Gebiet liegt. Sie müssen nichts einfach nur glauben. Prüfen Sie es selbst. Es dauert wirklich nicht lange, bis Sie gelernt haben, in sich selbst eine bewusste Ruhe, das Urlaubsbewusstsein, zu erzeugen. Prüfen Sie selbst, wie sich das anfühlt.

Die Erfahrung, dass Sie bzw. Ihre Ego-Anteile zurückgehen und Sie dennoch immer noch da sind, sich und die Welt erfahren können, erzeugt einen tiefen Eindruck. Und wenn Sie immer mehr lernen, diesen Zustand sich selbst zu überlassen, dann werden Sie automatisch weitergeleitet. Es ist, als würden Sie in einem sanften Strom dahingleiten. Jedes Rudern würde nur stören. Vertrauen Sie auf diese Kraft, die Sie führt.

Wenn diese Beschreibung zu blumig wirkt, dann können Sie sich auch von neurologischer Seite bestätigen lassen, dass die völlige Beruhigung körperlicher und geistiger Tätigkeiten, wie sie in der Meditation auftritt, zu einer veränderten elektrochemischen Tätigkeit des Gehirns führt. Wenn Sie z. B. etwas länger mit geschlossenen Augen völlig regungslos dasitzen, werden die Nervenzellen, die für Ihr Körperschema zuständig sind und Ihnen vermitteln, wo sich z. B. Ihre Arme befinden, sukzessive ihre Tätigkeit einstellen. So bekommen Sie den Eindruck, nicht mehr zu wissen, wo Ihre Arme sind. Sie lösen sich also gewissermaßen auf oder haben den Eindruck, dass sich Ihr Körper auflöst. Sehr ähnlich geht es Ihren Ego-Anteilen, die ebenfalls durch neurologische Strukturen vermittelt werden. Kommen diese zur Ruhe, weil Sie sie

nicht mehr aktivieren, dann erfahren Sie eine Ego-Auflö-
sung. Diese Vorgänge sind messbar. Die Hirnstrukturen
verändern ihre chemischen Aktivitätsmuster und elektri-
schen Frequenzen.

Diese Loslösungsprozesse sind also keine esoterischen
Vorgänge. Die Möglichkeit, sich selbst durch gezieltes
Üben zu transzendieren, eröffnet den Weg zu einer spiri-
tuellen Ebene.

Spiritualität

Wenn Sie dem gerade beschriebenen Prozess einen Namen
geben möchten, können Sie von „Spiritualität" sprechen.
Denn Spiritualität zeichnet sich unter anderem dadurch
aus, dass wir die engen Begrenzungen unserer Ich- oder
Ego-Empfindungen öffnen können.

Mit ein bisschen Übung sind wir also in der Lage, uns
selbst zu transzendieren, also über uns selbst, über unsere
Ego-Impulse, hinauszugehen. Das ist übrigens keine
besondere Gabe irgendwelcher Mönche oder Nonnen.
Spiritualität ist eine universelle menschliche Fähigkeit,
mehr noch: ein menschliches Grundbedürfnis.

Wenn nicht alle unsere Fähigkeiten abgerufen werden,
wenn z. B. die in Ihnen schlummernde Fähigkeit zum
Geigespielen nicht aktiviert wird, hat dies keine nennens-
werten Konsequenzen. Wenn aber Grundbedürfnisse nicht
umgesetzt werden, dann entstehen maximale Auswirkungen. Wird etwa Ihr Grundbedürfnis nach Nahrung nicht
erfüllt, wird das sehr schnell spürbar und sichtbar. Wenn
unser Grundbedürfnis nach Spiritualität nicht erfüllt wird,

hat das ähnliche, aber eben nicht so direkt sichtbare Auswirkungen. Wir schaffen uns dann eine Kultur, in der nur das Ego regiert. Schauen Sie sich einmal um, dann erkennen Sie genau das.

Da wir in unserer Kultur relativ religionskritisch geworden sind, wurde leider auch die Spiritualität an den Rand gedrängt. Das Fehlen dieser Ressource ist für viele Menschen schmerzlich und macht sie womöglich empfänglich für vollkommen andere „Anbieter", die solche Bedürfnisse geschickt thematisieren.

Weil die Kultivierung des Urlaubsbewusstseins bis in spirituelle Bereiche hineinreichen kann, können wir einen strukturierten Weg nutzen. Es geht dabei nicht um Können oder Nichtkönnen, sondern um Lernen und Erfahren. Wir alle besitzen dazu die Veranlagung. Und wenn wir sie aktivieren, dann wird sie in uns aufblühen.

Spiritualität zählt zu den kraftvollsten und heilsamsten Ressourcen, über die wir Menschen verfügen können. Und wahrscheinlich wird die Frage, ob wir als Menschheit diesen Zugang endlich kollektiv finden und nutzen, auch darüber entscheiden, ob wir als Menschheit überleben. Schließlich sind all die furchtbaren Taten, über die wir tagtäglich in den Nachrichten hören – und natürlich auch die, von denen niemand je etwas erfahren wird –, ein Ausdruck vollkommenen Fehlens von Spiritualität.

Unkontrollierte Ego-Impulse gehören wohl zu den Hauptquellen für unsere Destruktivität. Um es noch einmal zu betonen: Wir benötigen keine religiösen Entscheidungsträger, aber sehr wohl solche, die einen Zugang zu ihrer eigenen Spiritualität besitzen.

Beginnen wir in dieser wichtigen Frage bei uns selbst. Ich möchte in diesem Zusammenhang noch einmal auf das Thema der Vernetzung zurückkommen, also auf die Verknüpfungen unserer Bemühungen mit anderen Bereichen unseres Lebens.

Unser Leben bereinigen

Wenn Sie sich dem spirituellen Bereich mehr zuwenden möchten, dann könnte es ratsam sein, ein paar Begleitphänomene zu beachten. So ist es hilfreich, sich das eigene Leben vor Augen zu halten und zu überlegen, in welchen Kontext wir unsere Spiritualität einladen möchten. Überprüfen Sie das einmal selbstkritisch. Wenn Sie z. B. tagsüber immer wieder Ihrem Ärger nachgegeben, wahllos Nahrung und Alkohol konsumiert und all Ihren Süchten und Begierden freien Lauf gelassen haben und sich dann abends in Ihre Wohnung setzen und versuchen, Ihre Ego-Impulse zu lindern, werden Sie sehr wahrscheinlich an Ihrem inneren Chaos verzweifeln.

Das ist der Grund, warum es auf dem spirituellen Weg immer wieder Anregungen für Reinigungszeremonien gibt. Um das Urlaubsbewusstsein in uns zu festigen, ist es ratsam, dafür alle Möglichkeiten zu nutzen. Für diesen Weg ist es notwendig, zu erkennen, wie intensiv alles miteinander verknüpft ist: unser Körper mit unserem Geist, unser Konsum mit unseren inneren Abläufen und äußeren Auswirkungen. Alles, was wir denken, sagen und tun, wird Auswirkungen haben, seien sie auch noch so subtil.

Ich möchte Sie mit diesen Worten darauf vorbereiten, dass Sie, wenn Sie den hier vorgeschlagenen Weg vertiefen und Ihr Urlaubsbewusstsein weiter kultivieren, früher oder später an einen Punkt kommen werden, der Sie zu einer besonderen Entscheidung führt. Natürlich gibt es jeden Tag viele Entscheidungen, aber ich meine hier eine Entscheidung von größerer Tragweite.

Ab einem bestimmten Punkt Ihres Bewusstseinstrainings werden Sie immer klarer die Auswirkungen Ihres Lebensstils zu spüren bekommen. So erleben Sie nach den ersten Anfangserfolgen früher oder später eine Stagnation. Sie haben schon viel erreicht, aber nun geht es nicht mehr weiter. An so einer Stelle können Sie selbst entscheiden, ob Ihnen das bislang Erreichte ausreicht oder ob Sie den Weg weitergehen möchten.

Sollte Letzteres der Fall sein, funktioniert das nur, wenn Sie etwas Ballast loswerden. Es wird immer unsinniger werden, tagsüber „Gift" zu schlucken und abends zu versuchen, sich zu entgiften. Es erscheint dann nur logisch, die Selbstvergiftung zu stoppen. Dazu möchte ich Ihnen fünf bewährte Anregungen anbieten. Wenn Sie mögen, dann führen Sie diese fünf Anregungen im Selbstexperiment durch.

Lesen Sie zuerst die fünf Punkte, und versuchen Sie, dabei Ihre bewertenden Ego-Impulse zu beobachten. Bei welchem Punkt stimmen Ihre Ego-Stimmen zu? Bei welchem Punkt gehen sie in den Widerstand?

Danach überlegen Sie sich einen passenden Zeitrahmen, in dem Sie das Selbstexperiment durchführen. Denn eine Übung ohne Ende ist meist demotivierend.

Fünf Anregungen zur Reinigung

Der Begriff der Reinigung bezieht sich hier auf die Neigung unseres Geistes zur Eintrübung. Reinigung möchte also alles vermeiden, was unseren Geist eintrübt. Sie können für sich selbst einmal Bilanz ziehen und auflisten, welche Ihrer Konsumgewohnheiten, welche Verhaltensweisen und welche Ihrer Denk- und Redegewohnheiten dazu führen, dass sich Ihr Geist eintrübt. Wahrscheinlich wird das eine etwas längere Liste.

Lassen Sie sich davon nicht abschrecken. Zur besseren Übersicht möchte ich Ihnen eine Einteilung anbieten: die erwähnten fünf Anregungen. Es ist eine Hilfe, wenn wir uns daran erinnern, dass es dabei nicht um Moral oder das Erfüllen irgendwelcher Regeln geht, sondern konkret darum, das eingetrübte Bewusstsein zum reinen Urlaubsbewusstsein zu kultivieren. Eigentlich sind es nur kleine Anregungen, die es aber bei genauerer Betrachtung in sich haben.

Gifte meiden

Vermeiden Sie direkte Selbstvergiftungen, z. B. durch Alkohol, Nikotin etc. Zusätzlich können wir hier auch andere übermäßig konsumierte Dinge einbeziehen. Es geht hier nicht nur um zu hohe Dosierungen, denn alle Genussgifte besitzen auch in kleineren Mengen die Fähigkeit, unseren Geist zu manipulieren. Natürlich ist es nie leicht, feste Angewohnheiten zu lockern. Zudem stehen diese Genussgifte bei uns in einem kulturellen Kontext.

Sie werden sich wundern, wie intensiv einige Menschen reagieren, wenn Sie diese kulturellen „Vereinbarungen" für sich aufkündigen und Ihren eigenen Weg gehen. Haben sich solche Konsumgewohnheiten in Ihnen bereits gefestigt, könnten Sie vielleicht Ihr erstes Bemühen daran setzen, vom Gewohnheitskonsumenten zum bewussten Genusskonsumenten zu werden. Ein Urlaubsbewusstsein entsteht nicht im Rausch. Es ist klar und frei.

Frieden fördern

Erzeugen Sie kein Leid. Töten Sie keine fühlenden Wesen. Genießen Sie die Vielfalt und die wunderbare Qualität der vegetarischen Küche. Dieses Thema ist immer wieder Gegenstand von Debatten und hat natürlich viele Dimensionen, wie Gesundheit, Klima- und Tierschutz, Marktwirtschaft etc., und natürlich sind auch Ideologien, unreflektierte Gewohnheiten und tief sitzende Muster im Spiel. Darum geht es mir hier jedoch nicht. Stattdessen möchte ich wieder zu einem einfachen Selbstexperiment einladen, mit dem Sie mehr Bewusstheit in Ihren Alltag bringen und selbst prüfen können, ob die angekündigte psychologische Wirkung tatsächlich eintritt. Und auch hier gilt wieder: Wenn Sie merken, dass Sie kaum aus Ihren inneren Mustern herauskommen (möchten), dann bringen Sie zumindest mehr Bewusstsein in diese Muster. Werden Sie sich bewusst, was Sie konsumieren und woher Sie es beziehen. Ein Urlaubsbewusstsein wird nur seine Qualitäten entwickeln, wenn wir nicht parallel dazu in uns

Ego-Impulse kultivieren, die immer wieder die Botschaft „Ist doch egal" vermitteln.

Vorsicht beim Denken und Reden

Vermeiden Sie es, schlecht über sich und andere zu denken oder zu reden. Hier werden Sie eingeladen, bezüglich Ihrer Geistestätigkeiten etwas mehr Vorsicht walten zu lassen. Auch das kann sehr anspruchsvoll sein. Schließlich lernen wir solche Fähigkeiten nicht in der Schule. Ein erster Schritt besteht wieder darin, wertungsfrei beobachten zu lernen. Rücken Sie Ihr Denken und Reden in den Fokus Ihres wachen Bewusstseins. Dafür ist es oft hilfreich, zu erkennen, dass sogar unsere Gedanken eine messbare Wirkung auf unseren gesamten Organismus haben. Beispiele dafür sind insbesondere der große Bereich der Psychosomatik, aber auch der Placeboeffekt, sich selbst erfüllende Prophezeiungen sowie die Effekte von manipulierenden Selbstinstruktionen. Ein klares, flexibles, offenes Urlaubsbewusstsein ist auch in unserem Denken und Reden zu erkennen. Trübt es sich ein, spüren wir, wie unser Denken und Reden, dunkler werden.

Genügsamkeit

Nehmen Sie nichts, was Ihnen nicht gegeben wurde. Prüfen Sie selbst, ob es Situationen gibt, in denen Sie von fremdem „Töpfen" naschen, etwas „unter den Tisch fallen" lassen, zu viel Wechselgeld einstecken, dem

Finanzamt „Zusätzliches" angeben oder Vorhandenes unterschlagen etc. Vielleicht ist es nicht immer sofort spürbar, aber wenn wir Regeln brechen, dann erzeugt das in uns Spannungen. Das Richtige zu tun bedeutet vielleicht manchmal auch, auf Einnahmen zu verzichten, aber es beruhigt. Ein Urlaubsbewusstsein ist ein ruhiges Bewusstsein.

Achtsamkeit in Beziehungen kultivieren

Natürlich ist es segensreich, wenn wir Achtsamkeit in möglichst allen Lebensbereichen kultivieren. An dieser Stelle steht Achtsamkeit in Beziehungen und auf dem Gebiet der Sexualität im Fokus. Auch in diesem Lebensbereich werden Sie wieder eingeladen, Bewusstheit zu kultivieren. Sie können sich z. B. fragen, wie sehr Sie Beziehungen und Sexualität „konsumieren", wie sehr Sie sie gebrauchen. Alternativ können Sie Ihr Urlaubsbewusstsein aktivieren, vorhandene Anspannung eigenständig lindern, um dann mit mehr Klarheit und weniger Bedürftigkeit in Ihre Beziehung zu gehen.

Vielleicht haben Sie bemerkt, dass nicht immer sofort eine große Umstellung nötig ist. Sie müssen primär auf nichts verzichten. Der erste Schritt besteht in der bewussten Selbstbeobachtung. Wenn wir gewissermaßen den inneren Scheinwerfer auf vorher dunkle Automatismen richten, wird sich das Angestrahlte erfahrungsgemäß allein durch diesen Bewusstseinsakt schon ein wenig verändern.

Dieser Weg ist ein Stufenweg. Es geht nicht darum, einfach einen inneren Schalter umzulegen. Die aktuelle innere Verfassung ist schließlich auch das Produkt von Jahrzehnten. Lassen Sie sich Zeit. Aber wenn Sie diesen Weg einschlagen, werden Sie schon nach kurzer Zeit am eigenen Leib Veränderungen spüren. Dieser Schritt ist von entscheidender Bedeutung, denn ab diesem Zeitpunkt müssen Sie nichts mehr glauben, Sie *wissen* es nämlich durch eigene Erfahrung. Und wenn Sie die ersten Veränderungen spüren, ist es oft auch gar nicht mehr so schlimm, dass der Weg noch etwas länger dauert. Schließlich wissen Sie dann, dass Sie auf dem richtigen Weg unterwegs sind. Und wenn Sie diesem Weg immer weiter folgen, werden Sie, wie wir alle, irgendwann zu einem natürlichen Ende finden.

Wir sind nur Urlauber auf diesem Planeten

Dieser Satz möchte ins Bewusstsein holen, was wir so gerne unterschlagen: Irgendwann ist der Urlaub vorbei! Älterwerden bedeutet nicht nur körperlichen Verfall. Wir werden mit unserer Sterblichkeit konfrontiert. Das ist rational allen Menschen klar, aber wenn es nicht mehr nur theoretisches Wissen bleibt, sondern fühlbar wird, dann finden intensive innere Prozesse statt. Das Thema wird in uns virulent. Wenn wir aber unser ganzes Leben lang unser Sterben ignoriert haben, dann wird uns unser Abschied sehr schwerfallen. Es ist also wichtig,

vorzusorgen, damit wir auch im Alter ein sicheres Urlaubsbewusstsein haben, mit dem wir dann unsere letzte Reise
antreten.

Betrachten Sie die Skizze in Abb. 4.1. Dort finden Sie
mein Leben. Die Männer in meiner Familie erreichen
ungefähr ein Alter von 80 Jahren, deshalb habe ich eine
Linie bis 80 eingezeichnet. Wenn Sie eine Frau sind und
gesund leben, ist Ihre Lebenslinie womöglich etwas länger. Wer z. B. viel raucht, kann seine Lebenslinie deutlich verkürzen. Während ich diese Worte schreibe, bin ich
52 Jahre alt. Diesen Punkt auf der Lebenslinie habe ich
mit einem Strich markiert.

Sie können recht gut erkennen, dass der größte Teil
meines Lebens bereits hinter mir liegt. Wenn Sie mögen,
können Sie gern Ihr eigenes Alter auf der Linie markie-
ren und prüfen, wie viele Jahre wahrscheinlich hinter
Ihnen und wie viele wahrscheinlich noch vor Ihnen liegen. Womöglich denken Sie: „Na ja, vielleicht werde ich ja
älter als 80." Oder: „Das Thema ist mir unangenehm, und
außerdem bin ich doch noch jung, wieso soll ich mir denn
jetzt darüber Gedanken machen?" Oder: „Ich konzentriere
mich nur auf das Hier und Jetzt, was später kommt, hat
heute keine Relevanz."

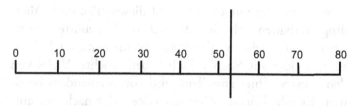

Abb. 4.1 Lebenszeit

So funktionieren die Tricksereien unseres Verstandes. Egal, wo auf der Skala Sie sich heute befinden, Sie sehen deutlich, dass die Skala endlich ist. Selbst wenn Sie 90 oder 100 werden sollten: Irgendwann ist das Ende erreicht.

Ich möchte mit dieser Verdeutlichung keinesfalls schwarzmalen oder auf die Sinnlosigkeit unseres Tuns hinweisen, sondern vielmehr den enormen Wert unseres Lebens unterstreichen. *Weil* die „Urlaubszeit" für uns alle begrenzt ist, ist sie so kostbar. Wenn Sie nur eine Woche Urlaub im Jahr hätten, dann wäre diese eine Woche wahrscheinlich für Sie sehr wertvoll. Würden Sie aber über 30 Wochen Urlaub pro Jahr verfügen, dann hätte eine Woche wohl keine so große Bedeutung.

Das Thema Tod möchte also die Bedeutung und den Wert unseres Lebens betonen. Es ist lohnenswert, es nicht zu ignorieren. Wann waren Sie zum letzten Mal ohne formalen Anlass auf einem Friedhof? Oder meiden Sie solche Orte? Ein Gang über den Friedhof kann zur spirituellen Übung werden. Sie könnten verstehen, dass dort all unsere Wege enden. Wie möchten Sie die Zeit bis dahin nutzen? Womit möchten Sie sie verbringen? Mit Ärger, Sorgen, Selbstbetäubung und anderen Formen der Zeitverschwendung?

Wir sind alle nur Urlauber auf diesem Planeten. Allerdings verhalten sich viele Menschen, als gehörten sie zu jenen unangenehmen Touristen, die niemand im Nebenzimmer oder am Nachbartisch haben möchte. Vieles von dem, was wir hier anstellen, wird von niemandem bereinigt. Es gibt keinen „Zimmerservice", der nach uns aufräumt und alles wieder für die nächsten Urlauber, unsere

Nachkommen, blitzblank und bereit macht. Wir verwüsten unsere gesamte „Urlaubsregion" während unseres nur Jahrzehnte währenden „Urlaubs", und unsere Kinder und Kindeskinder dürfen dann in dem „Saustall", den wir hinterlassen, ihren „Urlaub" verbringen.

Es wäre eine sehr schöne Entwicklung, wenn wir unser Urlaubsbewusstsein auch auf unseren „Urlaubsplaneten" ausdehnen würden. So lernen wir, unser Urlaubsdomizil zu achten und zu würdigen. Egal, wo und wie Sie wohnen: Achten und würdigen Sie unsere gemeinsame Umwelt.

Im Bemühen um mehr Bewusstheit lernen wir also auch, unsere Lebenszeit zu würdigen. Wir lernen, dass jeder Tag zählt.

Viele von uns möchten die Zeit bis zum Wochenende oder bis zum nächsten Urlaub oder die Zeit, bis endlich wieder Arbeit kommt, oder die Zeit bis zur Rente etc. irgendwie überstehen, nach dem Motto: „Augen zu und durch". Dabei begehen wir den fatalen Fehler, dass wir die Zeit bis zur Erreichung des ersehnten Ziels nicht bewusst leben. Aber wir haben davon nicht so viel. Es ist tatsächlich viel weniger, als wir intuitiv meinen, denn wir verschwenden davon viel zu viel.

Wir sind hier nur im Urlaub. Und der geht in absehbarer Zeit zu Ende. Das soll Sie nicht traurig machen, sondern bewusst, und zwar auch bewusst für den enormen Wert des jetzigen Augenblicks.

Heute ist ein Urlaubstag für Sie!

Printed in the United States
By Bookmasters